子宫和卵巢的故事

——生命的起源

程忠平　施伟慧　主编

同济大学出版社
TONGJI UNIVERSITY PRESS
·上海·

图书在版编目（CIP）数据

子宫和卵巢的故事：生命的起源 / 程忠平，施伟慧主编. -- 上海：同济大学出版社，2024. 12. -- ISBN 978-7-5765-1531-2

Ⅰ. R711.7

中国国家版本馆 CIP 数据核字第 202558PZ59 号

同济大学学术专著（自然科学类）出版基金资助项目

子宫和卵巢的故事——生命的起源

程忠平　施伟慧　**主编**

责任编辑　朱涧超
助理编辑　徐艺峰
责任校对　徐逢乔
封面设计　陈益平

出版发行　同济大学出版社 www.tongjipress.com.cn
（地址：上海市四平路 1239 号　邮编：200092　电话：021-65985622）
经　　销　全国各地新华书店
排　　版　南京文脉图文设计制作有限公司
印　　刷　上海新华印刷有限公司
开　　本　889mm × 1194mm　1/32
印　　张　6
字　　数　110 000
版　　次　2024 年 12 月第 1 版
印　　次　2024 年 12 月第 1 次印刷
书　　号　ISBN 978-7-5765-1531-2
定　　价　36.00 元

本书若有印装质量问题，请向本社发行部调换

编委会

主　编　程忠平　施伟慧

副主编　艾贵海　郭　静　杨伟红

秘　书　李彩霞

编　者　李彩霞　叶志康　罗　宁　陈　嵘
黄　威　吴玉亮　朱基慧　刘淑鹏
王　炼　丁金晔　刘　琦　刘　力
王海姣　葛　瑶　陈丹丹　谢　彦
龙常春　沙玉娥　唐丽华　周文妮
董晗琼　汪　静　丁媛媛　倪叶彬
王丽雅　刘君颖　赵玉洁　史　瑾

目　录

第 1 章

子宫肌瘤系列

1. 易多发的子宫肌瘤

子宫肌瘤（uterine myoma），又称子宫纤维瘤（metrofibroma），是育龄女性生殖器官最常见的肿瘤，是妇科疾病中当之无愧的“明星”。主要表现为月经过多，并因此继发贫血。子宫肌瘤也是导致育龄妇女子宫切除，变成“无宫”女性的主要原因，在美国每年约有 20 万名女性因为子宫肌瘤而切除子宫。子宫肌瘤已经成为女性日常生活常常谈论的话题，不仅给育龄女性带来了身体上的痛苦，也带来了精神上的折磨。

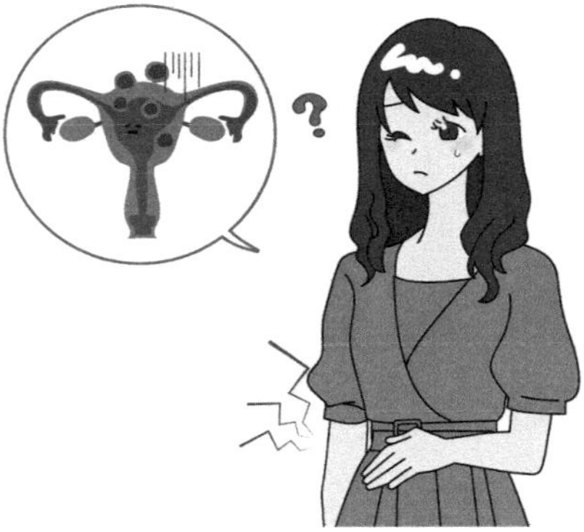

子宫肌瘤患者为什么越来越多?

子宫肌瘤的真实发病率很难确定，临床发病率为20%～30%。通过B超的随机检查发现，育龄期女性子宫肌瘤检出率高达50%以上。基于病理检查，子宫切除标本肌瘤检出率高达70%以上，而且80%以上为多发性。子宫肌瘤的好发年龄为30～50岁，即女性生命中育龄阶段，也是女性生活最精彩的阶段。

近年来，人们发现子宫肌瘤的发病率呈现明显的升高趋势，对于都市女性来说，子宫肌瘤的烦恼尤甚，因为子宫肌瘤在都市女性人群中发生率更高。那么，是什么原因造成子宫肌瘤的发病率不断升高呢？主要有以下原因：

（1）女性主观重视。随着社会经济的快速发展，人们生活水平不断提高，身体健康成为人们生活追求的主题。健康体检受到了普遍重视，尤其是在经济比较发达的地区。在健康体检中，一些没有明显临床症状的肌瘤“被发现”，这部分的比例约为50%。也就是说，有半数患者原本并不知道自己患有子宫肌瘤，她们也被称为无症状“荷瘤者”。

（2）医学技术客观进步。近年来，医学检测技术快速发展，尤其是高分辨率阴道超声的普及和CT、MRI技术的应用，使得一些直径为1 cm左右，甚至更小直径的肌瘤也能够被发现。如果没有高分辨率设备的应用，这些肌瘤

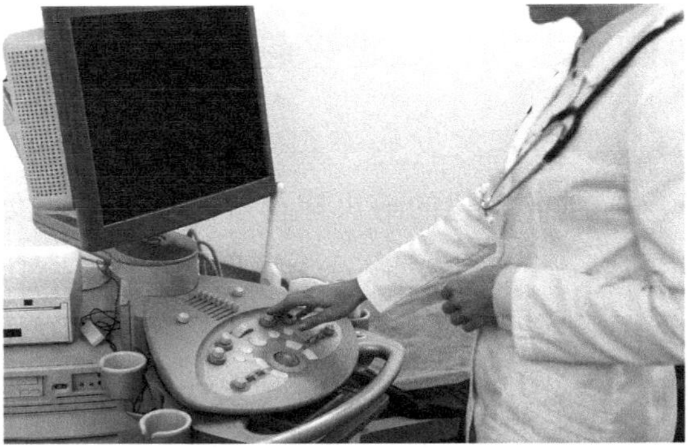

原本属于“漏诊”范围。

（3）现代生殖模式的改变。晚生育和少生育是目前普遍存在的一种社会现象，还有一些家庭选择不生育，这种生殖模式与子宫肌瘤发生有一定的关系。国外有一项流行病学调查显示，女性足月分娩一次，子宫肌瘤发病率可以降低 25%。其实，人类生殖模式的变化与社会文明的发展有一定的关系，发达国家和地区的生育率明显降低，如欧美一些国家，生育率已经连续多年下降。从上述情况看，子宫肌瘤也可以被称为都市病、现代病，有点类似于糖尿病、高血压、肥胖等。

（4）其他因素。流行病学调查发现，子宫肌瘤发病率升高与以下高危因素相关：①饮食习惯：偏食哺乳类动物肉类（红肉）的女性子宫肌瘤发病率较无偏食者更高，其血液中雌激素水平也较无偏食者升高 20%。②肥胖：体重每增加 10 kg，子宫肌瘤罹患风险增加 21%，有研究发现肥胖患者体内雌激素水平较高。③初潮年龄：月经初潮年龄越早，肌瘤发病危险性越高。④运动：运动员患子宫肌瘤的风险较低，可能与脂质代谢有关，人体脂肪组织具有雌激素转化功能。⑤人种：美国非洲后裔黑人女性子宫肌瘤的发病率高于白人，亚洲女性子宫肌瘤的发病率低于欧美女性。⑥家族遗传倾向：子宫肌瘤的发病有家族倾向，子宫肌瘤患者的亲代患子宫肌瘤的风险高于正常人群。⑦吸烟：吸烟对人体健康有害为人们所共知，有趣的是，吸烟女性子宫肌瘤发病率比不吸烟者低近 50%。⑧口服避孕药：避孕药与子宫肌瘤发病的关系目前仍有争议，目前倾向于避孕药可以降低子宫肌瘤的发病率。⑨激素替代治疗：接受激素替代治疗有加剧子宫肌瘤生长的不良反应。⑩环境污染：有毒物质，如杀虫剂（DDT 等）及其类似物有雌激素源性的作用，是子宫肌瘤的隐形推手。

2. 子宫肌瘤从哪里来

子宫肌瘤的成瘤原因至今尚未完全明了。但目前比较公认的观点是子宫肌瘤起源于单个平滑肌细胞，即每个肌瘤都是以单细胞起源的，多发性肌瘤患者由多个细胞起源。

子宫肌瘤形成的相关因素

（1）染色体和易感基因：20% 的子宫肌瘤患者存在染色体异常，其中以 7、12、14 号染色体的异常最为多见。最常见的异常类型是染色体的重组。研究者也发现肌瘤的有些相关基因发生突变，如高迁移率族蛋白（HMG）基因家族中成员 *HMGI-C* 和 *HMGI-Y* 等。

（2）性激素：子宫肌瘤好发于生育年龄，青春期前少见，使用抗性激素治疗有效。这些现象提示子宫肌瘤的发生可能与女性的激素水平有关。雌激素一直被认为是子宫肌瘤发生与发展的主要促进因素。研究发现，肌瘤组织局部的雌激素浓度、雌激素受体含量均明显高于周边正常组织；子宫肌瘤组织局部雌激素转化酶表达也明显高于正常组织。以上研究都提示了肌瘤局部环境是高雌激素状态或雌激素高敏感状态。研究还发现，孕激素及其受体在肌瘤的发生发展中也具有重要作用。目前认为，在子宫肌瘤的发病机制中，雌、孕激素互相依赖、协同促进。

（3）生长因子及其受体：研究发现，肌瘤的发生和发展主要通过调控多种与细胞生长、分化、增殖、分裂有关的生长因子及其受体的分泌和表达来完成，如表皮生长因子、胰岛素样生长因子、血管内皮生长因子、转化生长因子、成纤维细胞生长因子、血小板源性生长因子等。研究还证明，雌、孕激素促进肌瘤发生和发展，主要是通过调控生长因子及其受体来完成的。

（4）平滑肌收缩：有学者发现，子宫肌瘤患者的子宫存在异常收缩现象。这种现象是否与子宫肌瘤发生和发展有关，目前还缺乏依据。

通过上述研究，我们似乎可以大体描绘子宫肌瘤的发病机制：单个子宫平滑肌细胞发生基因突变，在雌、孕激素协同刺激作用下，多种细胞生长因子及其受体表达受影响，导致肌瘤的发生和发展。

3. 子宫肌瘤的生长谁起关键作用

子宫肌瘤是一种性激素生长依赖性良性肿瘤。在临床工作中，可以发现子宫肌瘤的一些生长特点，这对于我们了解和认识子宫肌瘤的生长规律很有帮助。

肌瘤生长与血液营养供应的关系

子宫肌瘤的血液供应（简称血供）主要来自子宫动脉，与其他肿瘤一样，子宫肌瘤的生长依赖血液营养。在血供与子宫肌瘤生长之间存在一个良好的平衡关系，当血供大于生长需求时，肌瘤开始快速生长；当血供不足时，肌瘤生长减慢甚至停滞；当肌瘤生长速度大于血供需求时，肌瘤可以发生缺血性坏死、变性，肌瘤内部出现液体样改变，即液性变。这些情况，我们在 B 超检查中可以得到证实。B 超检查提示肌瘤内部血流丰富，可能是肌瘤进入快速生长期；B 超提示肌瘤“液化”“囊性变”时，可能是肌瘤生长过快造成内部缺血缺氧、组织坏死。

肌瘤生长的时段性

临床工作中发现，子宫肌瘤的生长有一定的时段性。一般情况下，发现肌瘤的年龄多数在 35 岁左右（得到临床确诊），而肌瘤快速生长的时间往往在 45 岁左右（出现需要治疗的临床症状）。这种时段性的发生和发展现象与卵巢功能变化有一定的关系，女性 35 岁生育能力开始降低，也就是卵巢功能开始减退；女性 45 岁卵巢功能从生育状态逐步进入更年期状态。这是卵巢功能变化的两个时间节点，也是子宫肌瘤发生发展的节点。所以，我们常常看到这样一种现象，35 岁“看肌瘤”，45 岁“治肌瘤”。肌瘤时段性生长的奥秘在于子宫肌瘤是一种依赖性激素（主要由卵巢分泌）生长的肿瘤，时段性生长也反映卵巢功能转变的情况。

肌瘤变性与恶性变

子宫肌瘤在生长过程中可能发生变性现象，常见以下 4 种情况。

（1）玻璃样变：这是一种肌瘤内部血供不足引起的退行性变化。这种现象只有在做病理检查（显微镜下）时才可以被观察到，显微镜下可以见到一片均匀的粉红色区域，无典型的细胞结构，类似“玻璃样”而得名。在手术切除标本中可以发现变性区域组织水肿、软化、肌瘤结构不清晰。

（2）囊性变：肌瘤囊性变是玻璃样变的继续发展，因为血供不足，组织缺血缺氧进一步引起坏死、液化。这种现象做 B 超检查时可以被发现。

（3）红色变性：这种变性多见于妊娠期，患者表现为急性腹痛、发热、白细胞升高，B 超检查可以发现肌瘤明显增大。主要是因为妊娠期大量血液灌注进入肌瘤，导致局部充血、瘀血、血栓形成，甚至出现组织出血性坏死现象。

（4）恶性变：肌瘤恶性变也称为肉瘤变，发生率很低，不足 0.5%。以下几种情况恶性变的风险较高，应该引起注意：肌瘤长径大于 5 cm；短时间内肌瘤迅速长大；绝经期后肌瘤不缩小反而长大、肿瘤标志物（CA125 等）升高。

4. 多种多样的子宫肌瘤

子宫肌瘤也有多副“面孔”。根据肌瘤生长特点和方式不同，它被分成了多种类型。

数量不同

根据肌瘤数量，可以将子宫肌瘤分成单发性肌瘤和多发性肌瘤。多发性肌瘤指肌瘤个数在 3 个或 3 个以上。目前判断肌瘤的数量是基于 B 超检查结果。但是，这仅仅是一个相对的概念，如果采用不同的检测技术，结果往往不同。

有时候，B 超检查结果是单发性肌瘤，但进一步做 CT 或 MRI 检查，可能就变成多发性肌瘤。这是因为 CT 和 MRI 的分辨率高于 B 超，也就是说 B 超检查没有发现的肌瘤，在 CT 或 MRI 检查中可能被发现。如果采用病理检查（显微镜下观察），这种结果还会变化，有人曾经做过相关研究，结果显示病理诊断多发性肌瘤的比例达到 70% 以上。

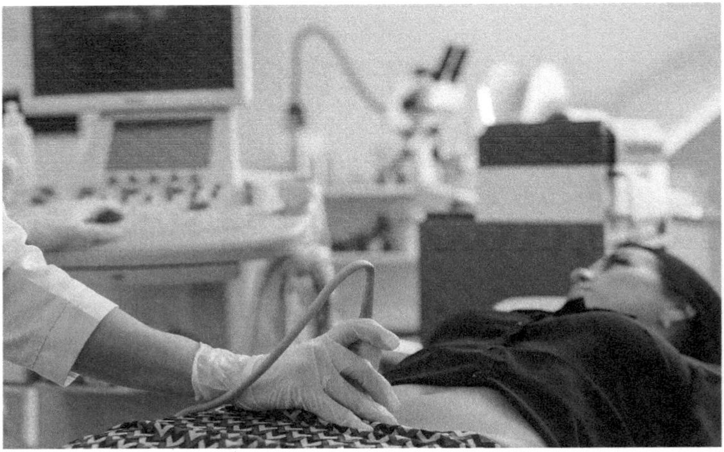

因此，B 超检查发现有一个肌瘤的患者，可能有第 2 个、第 3 个，甚至更多的肌瘤。鉴于上述情况，我们更加倾向于使用另外的学术词语来表达，即聚焦优势肌瘤。这一点对于子宫肌瘤患者选择手术治疗方式有指导性价值。

生长位置不同

（1）根据生长位置，可以将子宫肌瘤分为浆膜下肌瘤、肌壁间肌瘤和黏膜下肌瘤。顾名思义，肌瘤向腹腔浆膜面生长称为浆膜下肌瘤；肌瘤向子宫腔内膜生长称为黏膜下肌瘤；肌瘤生长位置在子宫肌壁内称为肌壁间肌瘤。

肌瘤生长位置与临床症状的关系十分密切，黏膜下肌瘤及肌壁间肌瘤与月经量增加关系密切，一个直径不足

1 cm 的黏膜下肌瘤可能引起严重的月经量过多，而一个大直径浆膜下肌瘤可能无月经过多症状，相反容易引起盆腔占位压迫症状，如包块感、便秘、尿潴留等。

（2）特殊部位肌瘤。子宫肌瘤多数生长在子宫体部，根据部位可以分为前壁肌瘤、后壁肌瘤和宫底肌瘤。此外，还有两个位置的肌瘤被称为特殊部位肌瘤：生长在宫颈部位的称为宫颈肌瘤，沿着盆壁阔韧带生长的称为阔韧带肌瘤。这两种肌瘤之所以被单独列出，称为特殊部位肌瘤，是因为这两种肌瘤的手术难度更大，往往造成手术并发症，如输尿管和血管损伤。

5. 子宫肌瘤也可能无症状

子宫肌瘤患者不是全部都有症状，大约半数患者有症状，半数患者没有症状，前者称为症状性肌瘤，后者称为无症状肌瘤。

临床症状出现与否、严重程度，取决于肌瘤的大小、位置和数量。当肌瘤生长在子宫的外面，即浆膜下肌瘤，即使肌瘤直径很大，有时也可以没有症状；相反，当肌瘤生长在子宫腔内，即黏膜下肌瘤，即使直径很小，哪怕只有 1 cm 大小，也可以造成月经过多。

子宫肌瘤的主要临床症状有 3 个：月经异常、盆腔占位和不孕不育。

月经异常

月经异常是子宫肌瘤最常见的临床症状。子宫肌瘤患者可以表现为各种各样的月经异常现象，如月经过多、经期延长、周期缩短。

（1）月经过多：正常女性一个月经周期的出血量约为

80 mL，超过 100 mL 即为月经过多。月经过多的定义很简单，但是实际生活中较难准确估计月经量。根据我们的经验，如果有以下几种表现说明月经过多。

- 月经中有较大血块，尤其在月经第 2～3 天。
- 夜间需要起床 2 次以上更换卫生巾。
- 每个月经周期使用卫生巾总量超过 25 片。

（2）经期延长：女性正常月经周期为 3～7 天，超过 7 天为经期延长，经期延长间接提示有可能月经过多。

（3）周期缩短：女性正常月经周期为 28～30 天，周期短于 22 天为周期缩短，月经周期缩短间接反映月经过多。

盆腔占位

盆腔占位症状主要表现为下腹部坠胀、下坠感、腰背酸痛、尿频、便秘等，主要由子宫肌瘤直接压迫盆腔、腹腔器官或盆腔血管血流缓慢淤积引起。

女性盆腔血流丰富，特别是静脉系统。静脉血管的管壁较薄，压力较低，血流缓慢。当肌瘤压迫盆壁，影响血管血流时，患者易出现腰背酸胀等症状，严重者可以导致静脉血管内血栓形成。子宫浆膜面生长的肌瘤更加容易压迫盆壁血管。

生长在子宫后壁的肌瘤易造成直肠压迫，出现便秘或里急后重等症状。相反，生长在子宫前壁的肌瘤易造成膀胱压迫症状，出现尿频、尿急等症状。

不孕不育及妊娠危险

肌瘤对生育的影响多数为间接机械性原因。常见的为以下几种。

（1）机械性压迫输卵管。当肌瘤压迫输卵管，可以造成输卵管弯曲、变形、梗阻，从而影响受精卵输送，导致不孕不育。

（2）影响宫腔形态。直径较大向宫腔方向生长的肌瘤和生长在宫腔的肌瘤（即黏膜下肌瘤）可以导致宫腔变形和子宫内膜异常，直接影响胚胎着床、生长发育，从而引起流产或早产，导致不孕。

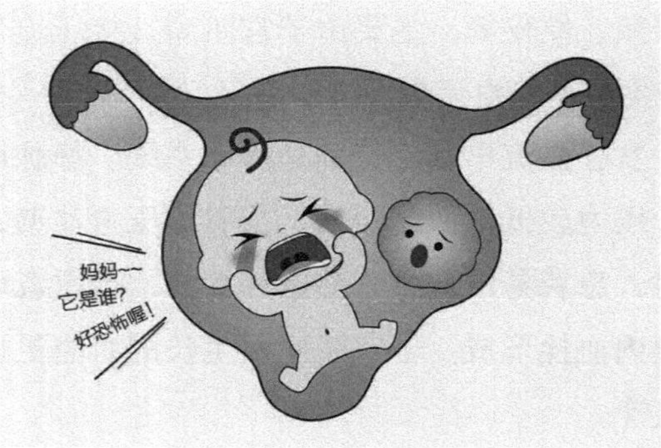

（3）子宫收缩紊乱。有研究发现，子宫肌瘤患者的子宫平滑肌存在异常收缩活动，有可能因此干扰胚胎着床，造成不孕。

（4）肌瘤红色变性。子宫肌瘤患者妊娠后肌瘤可能引发变性（红色变性），患者表现为剧烈腹痛、发热、白细胞升高。严重者必须紧急住院甚至手术。妊娠期肌瘤红色变性多数发生在妊娠4个月后，主要原因是妊娠期子宫血流充沛，大量的血液灌注进入瘤体，引起肌瘤充血、体积增大。

（5）产科出血。子宫肌瘤患者妊娠后可能出现不规则阴道流血，分娩时容易引发难产，分娩后可能导致产后大出血。子宫肌瘤妊娠被视为高危妊娠。

（6）再次妊娠风险。部分患者在妊娠之前就发现子宫肌瘤，并进行了子宫肌瘤剜出手术，患者日后再次妊娠有子宫破裂的风险。因此，子宫肌瘤剜出术后妊娠时机的选择、妊娠后孕期监护十分重要。

6. 子宫肌瘤的次生危害

子宫肌瘤会给女性带来诸多烦恼。对于上述常见的症状，医师和患者都能够认识到，但是一些症状可能进一步导致继发性影响，也就是“次生危害”，人们对此往往认识不足。

月经过多的次生危害

月经过多不仅给女性生活带来不便，更加严重的危害是造成女性慢性贫血。月经过多引起的慢性贫血多数为缺铁性贫血，属于肌瘤次生危害。由于月经过多引起的贫血是一种“日积月累”的损伤，机体对这种情况有适应性调节能力，患者主观症状可能并不明显，因此往往会忽视它的危害性。在门诊中常常遇到长期处于贫血状态甚至是中重度贫血的肌瘤患者。

（1）心肌劳损：当机体处于慢性贫血状态，首先的代偿反应是心跳速度加快。长期心率加快，则会“积劳成疾”，出现心肌劳损。当血红蛋白处于 90～120 g/L 时，相

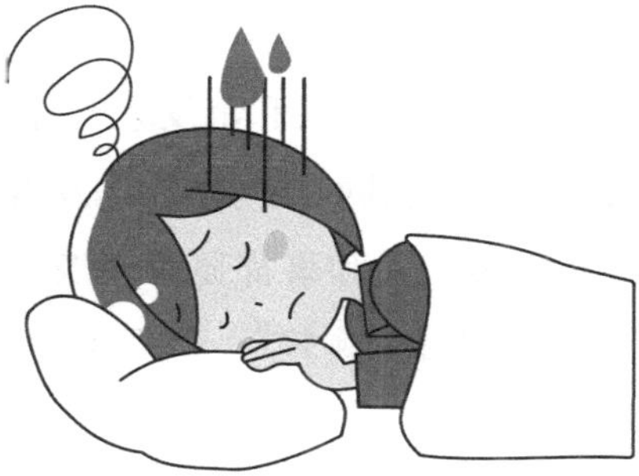

当于轻度贫血，由于长期的贫血，患者可能感觉不到特别的不适。此时人体的心率大约比基础水平增加 20 次 / 分，如果原来基础心率为 70 次 / 分，那么慢性贫血时心率就增加到 90 次 / 分；由此推算每小时心跳增加 1 200 次，每天约增加 28 800 次。依此类推，长年累月心脏要付出很大的“额外劳动”，心脏工作负荷就大多了！这是一种真正意义上的“积劳成疾”。

（2）体力下降：慢性贫血患者会感觉到自己体力下降，容易疲劳。虽然日常生活无明显影响，但是当稍微增加活动，如提重物、上楼、体育活动，患者马上会感觉到“气喘吁吁”。

（3）亚缺氧状态：慢性贫血患者机体处于亚缺氧状态，这种状态对人体的影响很大，与许多疾病有着密不可分的关系，如心脏病、高血压、糖尿病、内分泌紊乱、感染等，甚至和肿瘤的发生也有着微妙的关系。

（4）情绪变化：慢性贫血患者会出现多种多样的情绪

反应，常见的有以下几种表现。

① 易怒：容易对身边的人和事发火，有时候仅仅是鸡毛蒜皮的小事，也会莫名其妙地对家人大发雷霆。

② 淡漠：对身边的人和事都显得很淡漠，缺乏兴趣，表现为“漠不关心”“百无聊赖”，每天生活“无精打采”，一天到晚“昏昏欲睡”。

③ 不安：一天到晚总感到有许多事情，但是又不知道具体是什么事情。

经期延长和周期缩短的次生危害

经期延长和周期缩短不仅增加了月经量，更加重要的是还增加了生殖道炎症的风险，增加了生殖道感染的概率。

（1）阴道炎。经期延长是导致阴道炎的高危因素。正常情况下阴道内环境偏酸性，而经血是偏碱性的。因此，经期延长可以引起阴道酸碱平衡失调，破坏阴道内环境，降低阴道免疫力，即“阴道自净能力”，为微生物生长提供了良好的环境，进而导致阴道炎。

（2）内生殖器官感染。宫颈口是女性生殖器的门户，经期宫颈口开放，各种微生物（细菌、病毒、支原体、衣原体）都可以通过宫颈口逆行进入宫腔、盆腔，导致子宫内膜炎、输卵管炎、附件炎等。正常女性阴道内寄生着成千上万的细菌，最为人们熟悉的是乳酸杆菌，这些细菌在

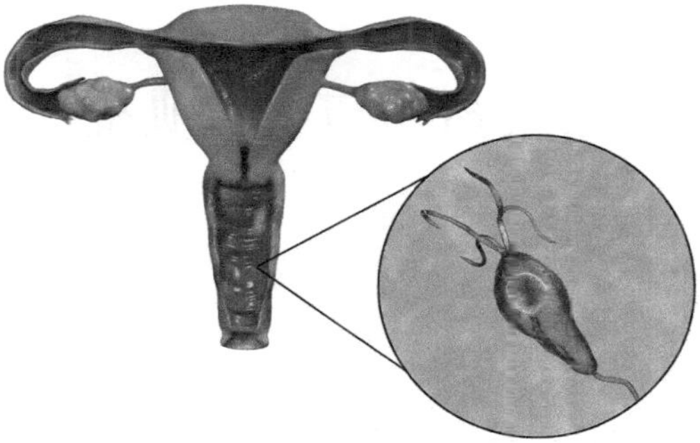

正常情况下对人体有益，在保持阴道内环境中发挥重要作用，但是当这些细菌进入到女性内生殖器，却可以引起炎症，这就是医学上所谓的“条件致病菌”。

7. 激素类药物与子宫肌瘤

子宫肌瘤是一种特殊的良性肿瘤，依赖性激素（雌、孕激素）生长，这种特殊性为子宫肌瘤的治疗提供了一类药物——激素。目前能够抑制肌瘤生长的只有激素类药物，这类药物的共同特点就是抑制或者对抗卵巢产生的雌激素和/或孕激素，达到抑制卵巢功能、闭经的目的。

常用的激素类药物

（1）三苯氧胺（他莫昔芬）：主要的作用机制是对抗雌激素，所以对一些雌激素生长优势的肌瘤（即肌瘤细胞雌激素受体丰富）及子宫内膜异位症，有明显的治疗效果。

（2）孕三烯酮（内美通）：属于孕激素类药物，可以对抗雌激素效应，大剂量的孕激素可以抑制卵巢功能，达到闭经目的，主要用于子宫内膜异位症的治疗。

（3）雄性激素（睾酮）：主要的作用机制是对抗雌激素。

（4）米非司酮（息隐）：主要的作用机制是对抗孕激素，所以对一些孕激素生长优势的肌瘤（即肌瘤细胞孕激素受体丰富）及子宫内膜异位症，有明显的治疗效果。

（5）促性腺激素释放激素激动剂（曲普瑞林、戈舍瑞林）：通过与垂体中的特异性受体结合，抑制促性腺激素，继而抑制性激素的释放。其主要作用是抑制卵巢功能，减少卵巢雌激素和孕激素的分泌，达到“药物去势”的作用，也称“假绝经”治疗。

激素类药物的总体评价

激素类药物的总体评价可以用四句话概括：用药时间长，用药期间有效，不良反应明显，停药后反跳。

（1）用药时间长：激素治疗要求一个疗程通常为 6 个月，考虑到药物的不良反应，目前多数患者接受 3 个月治疗。疗程过长会影响患者接受程度，许多患者因此不愿意接受药物治疗。

（2）用药期间有效：患者在药物治疗期间会闭经，因此月经过多症状得到控制，肌瘤体积缩小，有研究发现接受 6 个月治疗者，肌瘤体积明显缩小。

（3）不良反应明显：激素类药物治疗最大的问题是药物的不良反应，常见的不良反应是体重增加、肥胖，性功能减退，出现雄激素优势表现（引起痤疮，体毛生长，甚至出现胡子等）。许多患者难以接受这一不良反应，尤其是年轻女性。除此之外，还有肝功能和肾功能损伤等。药物性肝肾功能损伤可以采用护肝药物或护肾药物减轻，停药后多数患者肝肾功能恢复正常。

（4）停药后反跳：接受激素治疗者一旦结束用药，多数患者肌瘤快速长大，症状重新出现，而且往往较治疗前更加严重。打一个比方，肌瘤就像是一块吸住水分的海绵，药物的作用仅仅是把水分挤掉，一旦停药海绵马上又吸收水分出现快速反弹，而且“反弹”症状往往较治疗前更加严重。

选择性使用激素治疗

多数患者都希望有药物能够把肌瘤“消灭”或“缩小”，但至今还没有真正意义上治疗肿瘤的药，子宫肌瘤也一样。激素类药物虽然有一些弊端，但是其缓解症状的效果得到了临床肯定。因此，有以下特殊情况的患者可以选择使用：①年轻未生育不愿意接受手术治疗的患者；②症状明显但是短期内无法接受手术治疗的患者；③接近绝经年龄，经过药物治疗可能“过渡”到绝经的患者；④因为机体其他原因，不能接受手术治疗的患者。

8. 子宫肌瘤手术是否考虑保留子宫

20 世纪 90 年代以来，以腹腔镜和宫腔镜技术为代表的微创技术得到快速发展。腹腔镜手术治疗子宫肌瘤成为微创技术发展和应用的一个良好典范。手术治疗仍然是目前治疗症状性子宫肌瘤的主要方式。

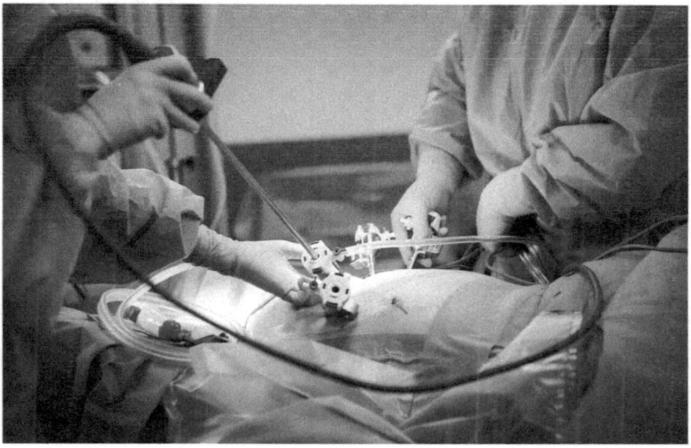

目前多数子宫肌瘤可以在腹腔镜或宫腔镜下完成手术。然而，子宫肌瘤患者子宫去留问题，即切除子宫还是保留子宫，一直存在争论，争论时间可以追溯到一百多年前，

是一场名副其实的百年之争。

一百多年前（1911 年），一位名字叫维克多·邦尼（Victor Bonney）的英国妇产科专家写了一本书《妇科手术学》，这是一本当时妇科手术的权威性教科书。为了纪念这位妇科手术学的先驱，该书的第 8 版已更名为《Bonney 妇科手术学》。邦尼医师在这本书中写了一句有关于肌瘤手术问题的话："因为子宫肌瘤而切除子宫，无疑是一次外科手术的彻底失败。"

这句话引发了子宫去留问题的百年学术争论。然而，目前切除子宫仍然是治疗子宫肌瘤的主要方式，占 80%～90%，这又是为什么？要了解其中原因，我们必须了解子宫肌瘤手术治疗的历史。

第一次争论

第一次争论开始于 20 世纪 50 年代，争论的重点在手术的安全性。当时输血技术比较落后，如果手术失血过多可能直接危及患者生命，而子宫肌瘤剜出术的手术出血量往往较切除子宫多。此外，抗生素应用十分困难，一旦发生手术后感染，也可能直接危及患者生命。这两个涉及手术安全性的问题在当时无法解决，或者说，如果选择剜出肌瘤保留子宫，手术风险也会大大增加。

第二次争论

到了 20 世纪 70 年代，输血技术和抗生素问题基本解决了，那么子宫肌瘤的手术方式改变了吗？没有！原因是出现了另外一个事件，影响了子宫去留的选择，该事件涉及宫颈癌。20 世纪 70 年代，由于人乳头瘤病毒（HPV）感染，在美国宫颈癌的发病率大幅度上升，出于预防宫颈癌考虑，部分子宫肌瘤患者选择了子宫切除术。

随着宫颈刮片（巴氏涂片）的普及应用，宫颈癌早期诊断率得到明显改善，宫颈癌患者生存率明显升高，尤其是 20 世纪 90 年代以来，宫颈液基细胞学检测法（TCT）的应用，增加了宫颈疾病的早期诊断率。这个时候学者们又开始讨论子宫肌瘤患者的子宫去留问题，至少有些学者认为，如果仅仅是为了预防宫颈癌而切除子宫肌瘤患者的子宫，大有“小题大做”、治疗过度之嫌。通过手术切除子宫来预防宫颈癌是不合理的，也是不科学的。

第三次争论

20 世纪 90 年代以来，争论的焦点又转移到“术后复发”。人们发现切除肌瘤、保留子宫手术后的子宫肌瘤复发率较高，随访 3 年复发率达到 30%，5 年达到 50%。而且大约有 30% 的患者需要接受医学治疗，少数需要做第二次手术。直到目前，这个问题还在激烈争论之中。应该说，目前的医疗技术要保留子宫肌瘤患者的子宫，即便是采用腹腔镜微创技术，已经没有什么困难了，而解决和控制手术后子宫肌瘤复发问题成为新一轮子宫去留争论的焦点。

介入技术的应用

1995 年，一位法国医师介绍了一种治疗子宫肌瘤的微创手术方法——放射介入子宫动脉栓塞。该技术目前已经很少用于临床，但是该技术带给我们一个新思路，通过阻断子宫动脉可以治疗子宫肌瘤。

在这一思路的指导下，上海市第十人民妇产科的医护人员借助腹腔镜下子宫动脉阻断技术，通过制造单器官（子宫）休克模型，最终抑制“微小肌瘤”或“残留肌瘤”的生长。经过 10 多年数千例患者的临床验证，该技术取得了良好的治疗效果。目前该技术已经成为一种先进的、成熟的子宫肌瘤治疗方法。

9. 子宫肌瘤的个体化治疗

目前临床上有多种手术方式可以用于治疗子宫肌瘤的，每种手术方式都有其优点和缺点。那么，常用的手术治疗方式又有哪些呢?

按照手术途径分类

（1）剖腹手术：剖腹手术是传统的手术方式，目前多数医疗单位的医师均采用该手术方式。一般在下腹部做一个纵行的 10 cm 左右的切口，就可以完成手术。也有医师采用下腹部横行切口，切口疤痕较为美观，但是手术视野较局限，对于难度较大的子宫肌瘤手术应该慎重选择横行切口。

（2）经阴道手术：这也是一种传统的手术方式，对于阴道松弛的经产妇，尤其子宫脱垂的患者较为合适，但是手术视野局限，肌瘤体积较大的患者不适合运用。该术式的优点是腹部不留疤痕。

（3）腹腔镜手术：这是近年来发展应用的新技术，目前有些医院已经普及，可以顺利进行子宫切除术和肌瘤切除术。该手术具有创伤少、手术出血少、术后并发症发生率低、术后恢复快等优点。

（4）宫腔镜手术：是指经阴道宫颈这一天然通路进行手术，该手术方式最大优点是无手术切口，但是手术视野仅限于宫腔内，所以该手术仅适用于黏膜下子宫肌瘤切除术，不适合用于其他部位肌瘤。

按照手术范围分类

（1）子宫切除术：子宫切除手术有两种，即全子宫切除术和次全子宫切除术，两者区别在于前者切除子宫及宫颈，后者仅切除宫体，保留宫颈部分。子宫切除术可以通过剖腹手术或腹腔镜手术完成。

（2）肌瘤切除术：这是一种切除肌瘤保留子宫的手术，也称肌瘤剜出术或肌瘤剔除术。肌瘤剜出术可以通过剖腹手术或腹腔镜手术完成，近年也有经阴道途径进行手术的报道。

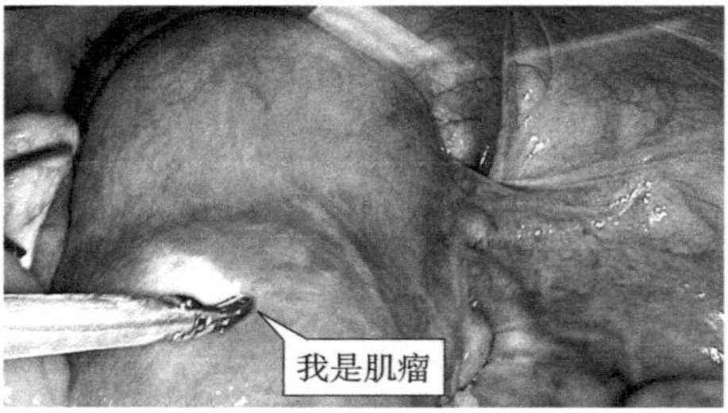

其他手术方式

（1）放射介入子宫动脉栓塞术：1995年，一位法国医师首先应用该技术治疗子宫肌瘤。该技术是使用一个2 mm直径的穿刺器，经过股动脉插管，到达子宫动脉，然后在血管内推注直径1 mm左右的PVC颗粒阻塞血管，使得供给肌瘤营养的血管完全阻塞，肌瘤发生缺血性梗死，达到治疗子宫肌瘤的目的。该技术极其微创化，曾经一度风靡国内外，大有替代传统的子宫肌瘤手术的趋势。然而经过10年的临床探索性应用，发现该技术存在一些不足和局限性，近年已经很少应用。该技术的主要局限性如下：①无法获取病理诊断，有一定的盲目性，使得手术“遭遇”恶性病变的风险升高。②有子宫或卵巢栓塞的风险，PVC颗粒有可能通过子宫卵巢动脉交通支，进入卵巢动脉，导致卵巢梗死，卵巢功能衰竭，发生率为5%左右；临床上也有报道，子宫动脉过分栓塞，导致子宫坏死，发生率为1%左右。③术后栓塞综合征发生率高，约半数以上患者栓塞后出现剧烈腹痛、发热、白细胞升高，即栓塞综合征。④医疗费用昂贵，需要借助数字减影血管造影（DSA）技术，不易普及应用。⑤治疗多数由放射科医师进行，术后随访不便。

（2）射频消融、微波自凝刀、超声聚焦：这3种技术在治疗原理上类似，即将射频、微波、超声的能量转换成热能，将肌瘤组织加热，使之变性坏死。该技术如应用不当，容易导致“治疗不足”或“治疗过度”等不良事件。“治疗不足”者术后肌瘤快速长大；“治疗过度”者可能发生膀胱、肠管等盆腔器官损伤，造成严重并发症，也可能导致子宫内膜损伤，造成术后患者闭经。目前这些技术属于非主流技术，应慎重选择。

（3）腹腔镜下子宫动脉阻断联合子宫肌瘤剜出术。详见第 1 章第 11 问。

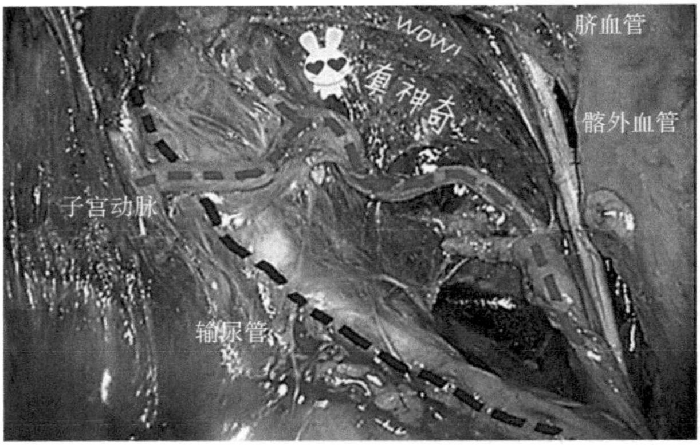

综上所述，医师和患者的良好沟通有助于选择最适合患者的手术方案。设计个体化手术方案，“精准治疗”“量体裁衣”正是现代手术学的发展趋势。

10. 腔镜技术与子宫肌瘤

子宫肌瘤是一种性激素依赖性的生殖道良性肿瘤。半数子宫肌瘤患者无明显症状，临床上无须治疗，定期门诊随访即可。治疗主要针对有症状的子宫肌瘤患者（也称为症状性子宫肌瘤），治疗方式分为两大类：药物治疗和手术治疗。

国内外文献资料表明，接受药物治疗和手术治疗的患者约各占 50%。治疗子宫肌瘤的药物有很多种，包括中药、西药（激素类）。手术治疗方式主要有两种，子宫切除和子宫保留（肌瘤切除），这两种手术可以经剖腹或腹腔镜完成。

近年来，虽然保留子宫的手术有所增加，但是子宫切除术仍然是治疗症状性子宫肌瘤的主要方式，占 20%～30%。20 世纪 90 年代以来，以腹腔镜和宫腔镜技术为代表的微创技术得到快速发展。腹腔镜手术治疗子宫

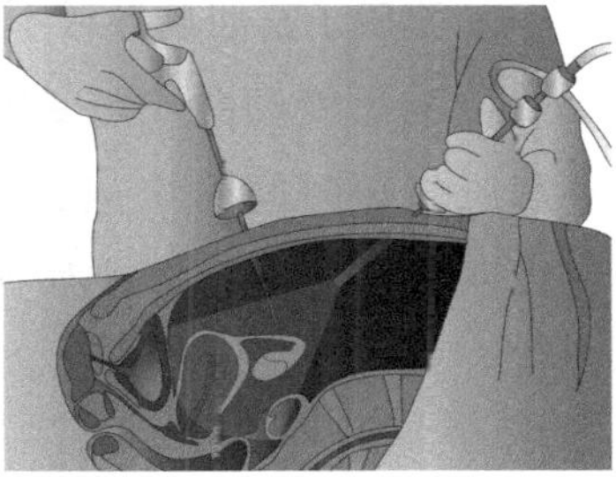

肌瘤成为微创技术发展和应用的一个良好典范。目前多数子宫肌瘤可以在腹腔镜或宫腔镜下完成手术，腹腔镜手术已经成为子宫肌瘤首选的手术治疗方式。

手术适应证

手术治疗都有一定创伤，即便是微创手术也一样，因此，手术治疗应该作为最后的选择。一方面，医师要严格把控子宫肌瘤的手术适应证，避免放宽适应证，导致过度治疗；另一方面，患者也不能因为害怕手术而一味“逃避”，导致严重的并发症，危害身体。子宫肌瘤患者出现以下情况，应考虑手术治疗。

① 子宫增大超过孕 2 个半月，单个肌瘤直径超过 5 cm。

② 临床症状明显，如月经过多导致贫血，影响工作和生活；盆腔占位压迫盆腔器官，引起腰酸背痛、尿频尿急、便秘等。

③ 明确子宫肌瘤导致不孕不育。

④ 有恶变倾向或恶变风险：单个肌瘤直径大于 5 cm，子宫肌瘤短时间内快速长大，发生肌瘤变性（囊性变），绝经期子宫肌瘤不缩小反而长大，肿瘤标志物（CA125）升高。

11. 如何消除萌芽状态的子宫肌瘤

子宫肌瘤的手术治疗趋势有2个方向：①微创手术；②保留子宫。

根据以往的经验，如果单纯做肌瘤剜出术，术后肌瘤复发率很高，文献报道，肌瘤剜出术后，3年肌瘤复发率达到30%，5年达到50%。因此，解决术后肌瘤复发，成为保留子宫手术是否能够进行的关键问题，或者说是一个“瓶颈问题”。

现在我们知道，肌瘤复发的主要原因是子宫肌瘤多为多发性。国外有学者曾经对妇科手术切除的子宫标本（包括非肌瘤标本）进行连续病理切片，发现70%的子宫标本有肌瘤，而且80%为多发性肌瘤。因此，临床上发现有1个肌瘤的患者，80%以上有第2个、第3个，甚至更多的肌瘤；这些肌瘤的径线大小不一，有的生长在子宫表面，有的生长在子宫肌层深处。

我们把径线较大、生长在子宫表面的肌瘤称为优势肌瘤，而把那些径线较小、生长在子宫肌层深处的称为“微小肌瘤”或“卫星肌瘤”。手术的时候医师能够切除优势肌瘤，但是无法找到子宫内所有的“微小肌瘤”，更谈不上切除这些小肌瘤。即便将子宫切成薄片，“翻箱倒柜”找肌瘤，一些小如芝麻（理论上还有细胞水平的肌瘤）的肌瘤是不可能被手术医师发现并予以切除的。因此，从某种程度上说，单纯的肌瘤剜出手术仅仅是一种“优势肌瘤切除术”。单纯做肌瘤剜出术必然会残留下来一部分“微小肌瘤”，这些“微小肌瘤”就像种子，在手术之后又开始生长，这就是术后肌瘤复发的原因。换而言之，要保留子宫，必须解决术后肌瘤复发，必须消灭“微小肌瘤”，必须找到肌瘤产生的根源。

那么，子宫肌瘤的致命弱点又在哪里？我们知道，子宫肌瘤是一种良性肿瘤，细胞快速分裂增生，肌瘤不断长大，这是肌瘤与正常子宫平滑肌的本质区别之一。细胞快速分裂，肌瘤不断长大，提示肌瘤组织细胞摄取血液氧分的能力肯定大大超出正常子宫平滑肌瘤。简而言之，肌瘤快速生长必须依靠大量的血液氧分供应。这也提示我们，在缺氧的条件下肌瘤的生命力可能很脆弱。

缺氧就是肌瘤生长的致命弱点。那么，是否能够在子宫制造一个缺氧的环境呢？

单器官（子宫）休克

腹腔镜子宫动脉阻断术的本质是构建了子宫缺氧模

型；利用肌瘤不能缺氧生存的特点，抑制或消灭肌瘤。我们的研究指出，通过阻断双侧子宫动脉，子宫血流量能够迅速减少 90% 左右，子宫内血流减慢、停滞，子宫组织处于缺血缺氧状态；经过 6～12 小时，依靠周边的交通支血管（卵巢、直肠、膀胱、阴道、圆韧带等），子宫重新建立血液循环，逐步恢复血液供应。这个过程的医学术语叫作“器官休克”。因为这种休克仅仅发生在子宫，我们称之为单器官（子宫）休克。在休克过程中子宫（包括肌瘤）同时经历了一次缺血缺氧以及血液再灌注的病理损伤。子宫是一个非常特殊的器官，正常的子宫平滑肌组织具有良好的耐受缺氧能力，能够规避缺氧损伤，恢复正常生理功能；而肌瘤组织因为不能耐受缺氧，难以避免遭受缺氧损伤，就会启动细胞凋亡程序（细胞死亡的一种方式）而死亡。

在这个病理损伤过程中，子宫中肌瘤（包括所有微小肌瘤）的生长能力都被抑制或消灭。这就是为什么子宫动脉阻断能够治疗子宫肌瘤，也是为什么子宫动脉阻断能够降低肌瘤术后复发率的原因。

12. 子宫动脉阻断术的魅力

由于子宫动脉阻断治疗子宫肌瘤技术的成功开发和应用，我们提出了子宫肌瘤手术治疗的新理念：微创手术，保留子宫，做完美女人。至今，已有数千例子宫肌瘤患者接受了该技术的治疗，取得良好的临床效果。经过大样本临床资料回顾性分析，我们将子宫动脉阻断治疗子宫肌瘤的优点总结如下。

拓宽手术适应证

传统的子宫肌瘤剜出术仅适用于年轻的、要求保留生育能力的女性，而且要求患者肌瘤数量小于 3 个，如果要采用腹腔镜技术，那么患者还“被要求”单个肌瘤直径小于 8 cm，既往无下腹部手术史。

我们对传统的手术适应证产生了一些质疑：①年轻的定义是什么？ 30 岁还是 40 岁，时下 50 岁女性认为自己还年轻的大有人在。②肌瘤大多数是多发性的，而且平均肌瘤数量超过 5 个。如果 3 个以上肌瘤就不能保留子宫，那么可以说大多数子宫肌瘤患者只能切除子宫。③时下育龄女性，有很大一部分人有下腹部手术史，因为剖宫产率太高，有些地方剖宫产率甚至超过50%，仅仅这一条适应证就限制了近半数患者，不能采用微创技术保留子宫。

经过我们长期的临床研究，目前子宫动脉阻断术在多发性肌瘤、大径线肌瘤、特殊部位肌瘤患者也可以顺利应用。这样传统手术适应证的范围就被拓宽了，使得更多要求保留子宫的女性，如愿保留了子宫。

提高手术质量

该技术的应用显著提高了腹腔镜子宫肌瘤剜出术的手术质量，表现为术中出血更少，手术时间更短等。

（1）子宫的血供十分丰富，如果在剜出肌瘤之前不阻断关闭子宫的血流，医师手术时要面临一场“浴血奋战”的场面。如果在腹腔镜下手术，由于手术视野、操作空间、手术配合的影响，这种场面就更加“惊心动魄”了，稍有不慎，就有可能结束腹腔镜手术转为剖宫手术（医学术语“中转开腹”）。尽管手术前医师都会告知患者发生这种情况的可能性，但是医师和患者都不希望“中转开腹”。与之相反，如果在肌瘤剜出之前先将子宫动脉阻断，医师就可以在基本无出血的情况下完成整个手术操作。其实这是很好理解的，要修理自来水管道，总得先关闭总阀门，子宫动脉阻断技术机制与此类似。

（2）控制了出血，或者说解决了手术出血问题，还可以节约大量的手术时间。尤其在腹腔镜手术中，止血是医师比较头痛的一件事，要花费许多时间和精力。止血时间越长，止血步骤越多，患者手术时间就越长，术后并发症就多。可以这么说，多数手术并发症与手术止血过程有关。减少手术出血量也是微创手术的追求。

改善手术疗效，提高患者术后生活质量

主要表现为以下几个方面：① 95% 以上患者月经过多症状得到缓解。②子宫肌瘤复发率低，仅 3% 的患者复发（单纯肌瘤剜出术复发率高达 30%），不仅如此，临床随访过程中，我们还发现即便少数患者出现肌瘤复发现象，这些复发的肌瘤也很难快速长大。③对卵巢功能无明显影响。

13. 子宫肌瘤的认识误区

子宫肌瘤是育龄妇女常见的生殖器官良性肿瘤，是导致女性子宫摘除的主要原因之一。很多患者因为不了解肌瘤的本质而产生各种各样的误解，常常选择错误的或者不合适的治疗方案。以下为临床工作中常见的误区，希望通过识别这些误区，能够帮助大家正确认识子宫肌瘤，避免“踩雷”哦！

误区一：只关心肌瘤大小，忽视了肌瘤位置和数量

多数患者对于肌瘤的大小指标比较敏感，其实，除了肌瘤长径外，肌瘤生长位置、数量也十分重要。这些指标直接关系到肌瘤的转归和命运，也直接关系到治疗方案的选择。

（1）肌瘤大小：肌瘤大小很容易理解，临床上判断肌瘤大小主要根据妇科检查及盆腔B超检查。一般而言，肌瘤长径越大，症状也越严重，超过5 cm可能就需要手术治疗。然而，肌瘤的生长速度有一定的规律性。我们在临床

随访工作中发现，肌瘤生长有时段性。一些患者发现肌瘤后，肌瘤在很长一段时间内（数月，甚至数年）不生长，或生长不明显。而一旦肌瘤开始生长，速度往往会很快，数月之内达到手术的标准。这就是肌瘤生长的时段性。这种时段性也有一些规律，女性往往是在 35 岁左右发现肌瘤，45 岁左右肌瘤快速生长。所以，临床上就出现“35 岁看肌瘤，45 岁治肌瘤”的现象。

（2）肌瘤位置：肌瘤的位置和患者的临床症状有密切的关系，有的人肌瘤很大，但是没有任何症状；有的人肌瘤虽然很小，但是症状很严重。临床上根据位置把肌瘤分成浆膜下肌瘤、肌壁间肌瘤、黏膜下肌瘤和特殊部位肌瘤（阔韧带肌瘤、宫颈肌瘤）。浆膜下肌瘤是指向腹腔方向生长的肌瘤，即便很大，但是可以无明显症状。黏膜下肌瘤即肌瘤向宫腔内生长，即便很小，但是可以导致严重的月经过多。这就好像一粒细沙掉到眼睛里，你会十分难受；而掉到手背上，你可能毫无知觉。此外，特殊部位的肌瘤也应该重视，这种位置的肌瘤手术难度很大，因为局部解剖结构复杂，手术时容易发生大血管、输尿管损伤等。尤其对于选择微创手术（腹腔镜）或要求保留子宫的患者，一旦诊断为特殊部位肌瘤，建议尽早手术。

（3）肌瘤数量：子宫肌瘤多数是多发性的，发现 1 个肌瘤的患者 80% 以上概率存在第 2 个，或者多个肌瘤。因此，不要因为临床诊断是单发就觉得“幸运”，多发就感到

“痛苦”。这主要与检查方法有关，一般情况下，常用于肌瘤诊断的 B 超检查可以发现 2 cm 左右的肌瘤，CT 或 MRI 可以发现 1 cm 左右的肌瘤。因此，采用不同的检查方法可能发现不同的肌瘤个数。

我们的观点：肌瘤患者不仅要关心肌瘤大小，还要关心肌瘤数量、肌瘤位置。这些指标对诊疗方案的选择有指导意义。

误区二：盼望绝经

多数子宫肌瘤患者知道“绝经后肌瘤可以萎缩”，因此“盼望绝经”就成为患者心里的一个“念想”。带着这个“念想”进入了漫长的随访阶段。绝经后多数肌瘤可以萎缩，这个说法是正确的，原因是肌瘤是性激素（雌、孕激素）依赖性肿瘤，绝经后女性体内雌、孕激素水平下降，肌瘤生长被抑制，但临床上往往会遇到以下问题。

（1）更年期肌瘤变化：绝经后大多数肌瘤生长被抑制，但是有些患者的肌瘤不但不缩小反而长大，有些患者出现更加严重的症状（大量出血）。其中主要的原因可能与更年期性激素紊乱有关，女性更年期开始时，卵泡刺激素（FSH）分泌将持续升高一段时间，FSH 持续处于高水平有可能带动性激素分泌耗竭性升高，并由此促进肌瘤生长、子宫出血。因此，肌瘤患者进入更年期后不但不能放松警惕；相反，要适当增加随访次数，密切注意肌瘤的最新动态，直到肌瘤萎缩，该阶段可能要经历数年之久。如果绝经后肌瘤不缩小反而长大，这是一个不好的信号，要引起重视，可能需要接受手术治疗。

（2）绝经延期：一般女性的绝经年龄为 50 岁，这是一个平均概念，不是每位女性都是 50 岁绝经。有的人可以到 55 岁，甚至更大年龄。临床上有一个有趣的现象，肌瘤患者绝经时间往往超过 50 岁，这对于“盼望绝经”的肌瘤患者是一种心理考验，在门诊常常听到患者这样的叹息：“怎么还来月经，烦死了！”

（3）荷瘤心理：有些患者在 40 岁左右就获得了肌瘤诊断。在漫长的随访过程中，在“盼望绝经”心理的影响下，可能出现一些心理变化，我们称之为“荷瘤心理”。荷瘤心理是一个十分复杂的心理反应，部分患者表现出肌瘤敏感、妇科疾病敏感。当她听到、看到一些相关信息（同事谈话、邻居聊天、媒体报道等），就会联想到自己的“肌瘤”，“触景生情”“浮想联翩”，明天她就会到医院复诊，关心一下自己的“肌瘤”，即便是几天前刚刚复查。部分患者则出现相反的心理现象，因为有“盼望绝经”的“念想”，尽管肌瘤症状很重（如月经过多），也“硬扛”着，因此导致严重贫血，甚至导致对机体更加严重的“次生危害”。

我们的观点：肌瘤患者要正确对待“绝经后肌瘤萎缩”这一观点，在随访过程中要接受医师的建议，按照肌瘤治疗原则合理处置肌瘤，不可盲从偏信。

误区三：肌瘤可能恶变

子宫肌瘤很少恶变，恶变率不足1%，属于小概率事件。尽管如此，恶变总是患者最关心的问题，因为这是一个“生死攸关”的事件。在肌瘤门诊，常常有患者问“我的肌瘤会恶变吗？”，医师也难以做出准确的回答。首先，肌瘤恶变概率是根据人群计算出来的，是一个统计学的概念；而对于某一个患者就不是百分比的概念了，她的子宫肌瘤要么不恶变，要么恶变，只有这两种可能。所以医师也不能准确告知患者不会或者会恶变。其次，肌瘤发生恶变前没有预警信号，不会事先告知你“快点去开刀，不然就要恶变了”。以下一些信息被认为是恶变相关因素，可以帮助患者做治疗选择。

肌瘤恶变相关因素：①肌瘤径线大于10 cm，为黏膜下肌瘤；②短期内发现肌瘤快速长大；③绝经后肌瘤不但不缩小，反而明显长大；④肌瘤呈现分叶生长（多中心生长）、出现不均质变化（如液化）；⑤肿瘤标志物升高（CA125）。上述因素和指标被认为是肌瘤恶变相关指标。有恶变相关因素的患者应该考虑及早手术治疗，避免遭遇小概率恶变事件。

我们的观点：对于肌瘤恶变事件应该科学对待，不必过于“担心”，但是必须“关心”。

误区四：分娩时一并解决肌瘤问题

由于现代女性生育年龄普遍增大，部分患者生育年龄延期到 30 岁以上，甚至更大。婚前、生育前患有子宫肌瘤的患者较多，而肌瘤对妊娠有一定的影响，可能导致不孕不育、流产、早产、产科出血等，妊娠期子宫肌瘤也容易发生变性（红色变性）。所以以下 3 种情况，应考虑先进行肌瘤治疗，然后选择妊娠：①经过医师诊断分析，明确肌瘤是导致不孕、流产的原因；②肌瘤长径超过 5 cm，增加了妊娠并发症及母儿风险，如产科出血、肌瘤变性等；③黏膜下肌瘤，影响胚胎着床、生长发育。

我们的观点：应当加强婚前、孕前检查，及早明确是否存在子宫肌瘤。肌瘤患者要请医生仔细分析，评估对妊娠的影响，尽量避免不必要的风险。孕期发现子宫肌瘤，必须加强监护，尽量降低肌瘤对妊娠的影响。

误区五：治瘤心切，大量“吃药”

由于主观和客观原因，子宫肌瘤发生率大幅度升高。许多女性一发现肌瘤就紧张，就开始问医师要“药”吃。中药、西药等各种各样治疗肌瘤的药物纷纷登场，目的很明确，患者想把肌瘤“消掉”或者让肌瘤“缩小”。

中药治疗：中药治疗能够缓解一些由于肌瘤产生的症

状，对于缓解月经过多、腰酸背痛等有一定效果。但是中药很难完全抑制肌瘤生长。中医认为肌瘤为气滞血瘀证或痰湿瘀滞证，通过调气活血、消除痰湿等方法进行治疗，但需要较长时间。

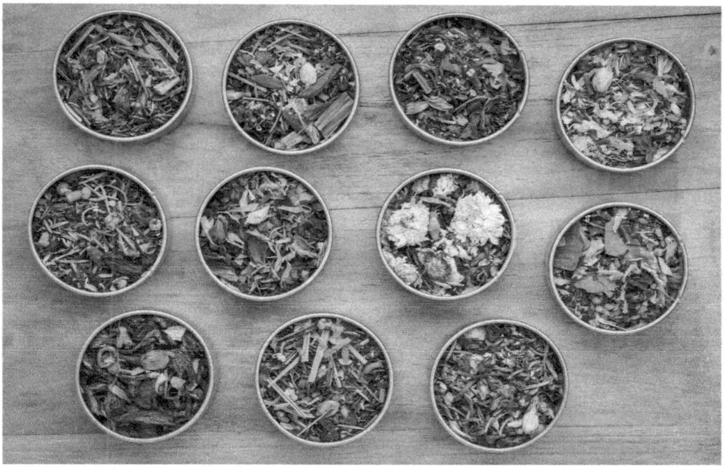

激素治疗：有多种激素用于子宫肌瘤的治疗，如他莫昔芬、米非司酮（息隐）、睾酮、GnRH-a（达菲林、诺雷得）等。激素类药物治疗肌瘤可以用四句话概括：用药时间长，治疗期间有效，不良反应贯穿整个用药过程，停药后反跳。激素治疗肌瘤的理念来自3个方面：月经初潮前女性很少发生肌瘤，育龄妇女随着妊娠次数增加，肌瘤发生率降低，绝经后大多数肌瘤生长停滞、萎缩。这些现象提示，对抗雌激素、孕激素的药物可以抑制肌瘤。激素治疗肌瘤表面上的确可以缩小瘤体，但其实质不是肌瘤细胞数量的减少，而是细胞体积的缩小，停药后细胞迅速长大，出现“反跳”现象。鉴于上述药物治疗效应和结果，我们的观点是激素类药物可以用于一些特殊患者或者特殊情况，如年轻未生育，症状严重但是短期内无法接受手术治疗，接近绝经年龄的患者采用激素治疗可能能够过渡到绝经期，从而避免手术治疗。

我们的观点：目前还没有能够把肌瘤“消掉”的药物，肌瘤的药物治疗仅仅是对症治疗，用药前应与你的医师充分讨论、咨询，告知医师你的想法，即治疗目的和要求，最后，明确你是否需要药物治疗，避免不必要的“吃药”。

误区六：过分信赖非主流技术

时下有一些新技术应用于肌瘤的治疗，如自凝刀（凝固刀）、聚焦超声（HIFU）等射频消融技术，这些技术在治疗子宫肌瘤的机制上“大同小异”，都是通过将各种能量转变成热能，在肌瘤区域产生局部高温，使肌瘤坏死。简单理解就是“烫死”肌瘤。由于这类技术有一个共同的特点（亮点）：不开刀！因此，受到一些患者喜爱和接受。近年，这类技术的应用范围有扩大化趋势，其中也不能排除夹杂一些商业炒作因素。但是，一些多发性肌瘤、巨大肌瘤、需要保留生育力的患者并不适合这些技术。

实际上，这些技术存在很大的局限性。要知道，肌瘤往往不是一个正圆球体，而是一个剖面呈椭圆形或分叶形、没有圆心点的不规则球体。所以，当医生将电极插入肌瘤的时候，理论上不可能到达肌瘤真正的圆心点；聚焦超声也一样，对于一个不规则的球体，聚焦点不可能设计到圆心点。治疗开始，热量慢慢从电极点（聚焦点）开始向外周扩散、传导，这样治疗的结果有两种：①要么不能完全让肌瘤受热变性，出现“半生不熟”现象；②要么损伤周边正常组织，热量向腹腔扩散则可能损伤膀胱或肠管，向宫腔扩散则损伤子宫内膜，导致永久性医源性闭经。子宫内膜损伤这一并发症就比较常见，患者接受治疗后容易出现阴道出血不止或永久闭经。

我们的观点：严格地说，合理把握适应证，合理应用新技术可以让部分患者获得良好结局，反之则可能带来一些治疗并发症。因此，在选择这些技术时应该慎重。

误区七：子宫肌瘤一“切”了之

出于医学、医师、患者 3 方面原因，多数子宫肌瘤患者选择或者被选择了子宫切除手术。在美国每年大概有 20 万例肌瘤患者切除子宫，国内目前尚无确切的数据，如果按照人口比例推测，国内至少每年有 100 万例肌瘤患者子宫被切除。但是综合前文介绍，我们的观点是：保留子宫的优点很多，尽管有子宫疾病的风险，子宫肌瘤患者仍应尽可能选择保留子宫手术。

误区八：子宫切除后会“变性”“衰老”

子宫切除仍然是目前子宫肌瘤手术治疗的主要方式，国内外资料显示，大概有 80% 的肌瘤患者选择了子宫切除。

临床上目前有两种子宫切除的手术方式：子宫全切除和子宫次全切除，前者指切除全部子宫（包括宫颈），后者指只切除宫体部分，保留宫颈。子宫全切除的主要优点是今后没有肌瘤复发及其他子宫疾病的风险，缺点是失去子宫，失去生殖器官的完整性。子宫次全切除术，即保留宫颈，优点是保持阴道长度不变，不影响盆底结构的完整性，缺点也是失去子宫；此外，残留下来的宫颈今后可能还有宫颈炎甚至宫颈癌的风险。

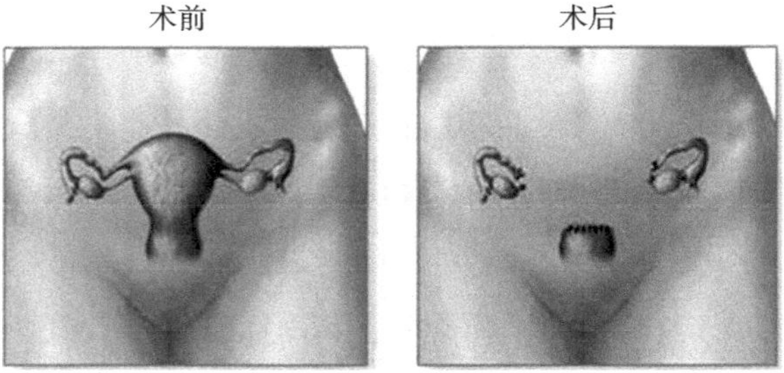

（子宫次全切除术范围）

有的患者认为，切除子宫就等于“变性”，或者认为会马上“衰老”。这种观点是错误的，切除子宫后不会使人“变性”和“衰老”。

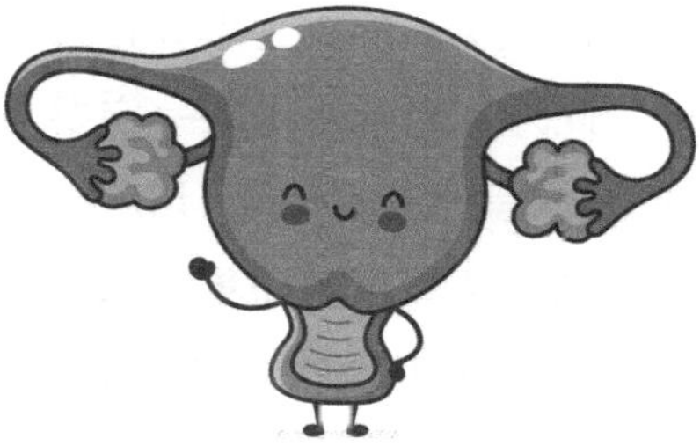

与“变性”或“衰老”关系密切的是卵巢，而不是子宫。当然有一个现象还是应该认识到，有资料提示，子宫切除后女性可能提前1～2年进入更年期，提示子宫切除对卵巢功能有一定影响。其实这也很好理解，卵巢和子宫长在同一个系统中，二者“血脉相连”，当子宫切除，卵巢自然“唇亡齿寒”，功能可能受到一定影响。而卵巢功能状况与女性“衰老”有一定的关联。

我们的观点：我们最近也对这种临床现象进行了研究，的确发现，切除子宫对患者卵巢储备功能有影响。

误区九：子宫切除，别无它忧

前面已经提到，子宫切除有两种手术方式，对于做保留宫颈手术，即子宫次全切除的患者要重视今后宫颈疾病的风险。许多患者往往认为自己子宫已经切除不会再有妇科疾病，容易忽视残留宫颈疾病的风险，残留宫颈疾病主要指宫颈癌，也包括其他类型的宫颈疾病，如宫颈炎等。

残留宫颈疾病的发生率和正常没有切除子宫的宫颈基本相同。此外，患者手术后一定要与医师确认，在做子宫切除的同时是否切除卵巢，切除一侧还是两侧。目前，大多数医师都会选择保留卵巢手术，至少保留一侧卵巢。保留下来的卵巢今后同样有患病风险。

我们的观点：子宫次全切除术后要求按照常规进行宫颈普查，至少每年做一次妇科检查。了解残留宫颈及卵巢的情况。

第 2 章

子宫内膜异位症系列

14. 什么是子宫内膜异位症

子宫内膜异位症是育龄女性最常见的疾病之一，发病率高达 10% 以上，而且呈不断升高趋势。本病变化多端的临床表现、错综复杂的病理特性、难以把握的治疗结局，都给现代女性患者的身心带来难以言喻的痛苦和折磨。

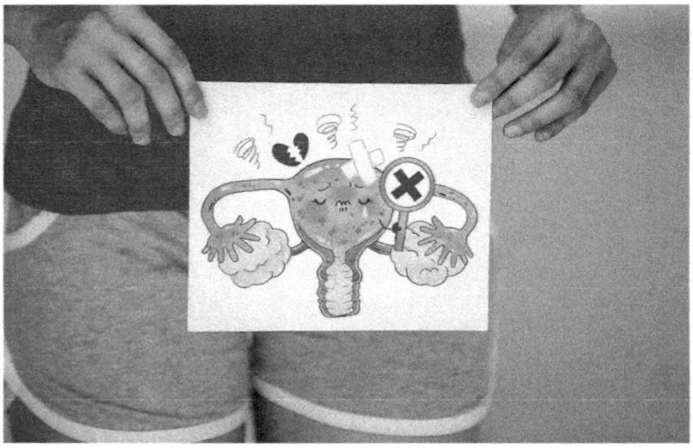

医学上把子宫内膜异位症定义为：具有活性的子宫内膜在子宫腔以外的地方生长繁殖，并引起一系列病症的一种妇科疾病。

子宫内膜异位症关键在于“异位”两个字。顾名思义，正常情况下，子宫内膜覆盖在子宫腔内表面，在某种因素或条件下，原本生长在子宫腔里面的子宫内膜组织“跑到”不该长的部位。那么它可以“跑到”哪些地方呢？观察发现，子宫内膜可以“跑到”人体的任何组织和器官，包括肺、大脑、鼻腔、眼结膜……但是最常见的是子宫肌层、卵巢、盆腔腹膜、韧带、直肠、膀胱等部位，因此产生的临床症状不一，临床结局也不一。有的人表现为周期性血尿，可能是肾脏、输尿管、膀胱内膜异位症；有的人表现为周期性流鼻血，可能是鼻腔的子宫内膜异位。

为什么强调周期性？因为异位内膜在结构和功能上与正常子宫内膜基本相同，同样能够随着女性的性激素周期，即月经周期而变化，产生周期性出血，日积月累成为子宫内膜异位症。

异位的子宫内膜在人体内到处乱跑，并且跑到哪里长到哪里，危害哪里，这是子宫内膜异位症典型的病理生物学行为。临床上即便使用各种药物，甚至手术的方法，有时也很难控制这些异位的子宫内膜，它像是一匹“脱缰的野马，桀骜不驯”。基于子宫内膜异位症的病理和临床特性，医学上称其为“良性的癌”，即生物学行为与恶性肿瘤十分相似，但其病理本质仍为良性疾病。

15. 子宫内膜异位症是如何形成的

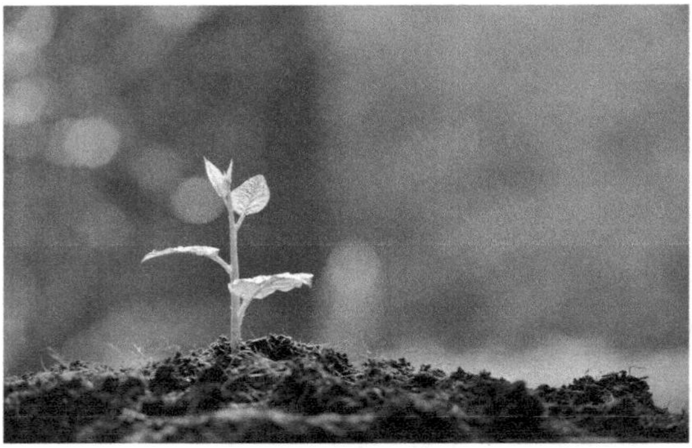

关于子宫内膜异位症的发生和发展，现代医学研究对此有多种说法，其中被普遍接受和认可的是子宫内膜种植学说，俗称经血倒流学说。此外，子宫内膜异位症的发生还与机体的免疫功能、遗传因素、环境因素、盆腔局部因素等有关。

种植学说（经血倒流学说）

该学说由国外学者 Sampson 在 20 世纪 20 年代初期提

出。在正常情况下，子宫内膜衬覆于宫腔内面，就像一件内衣，在每次月经时子宫内膜的功能层随着月经来潮而脱落，经过宫颈管，随经血排出体外；然而，这些在经期脱落的子宫内膜碎片，也有可能随着经血逆流，经子宫角两侧的输卵管进入盆腹腔，脱落在卵巢和邻近的腹膜上。这种内膜像种子一样就地发芽、生长、繁殖、蔓延，最终发展成为子宫内膜异位症。子宫内膜除了可以随着经血倒流外，还可以通过手术途径种植到其他部位，如剖宫产子宫切口、腹部切口、会阴切口子宫内膜异位症也属于内膜种植的结果。

然而，研究发现 80% 的女性存在经血倒流现象，但是真正发病的还是少数，不是所有发生经血倒流的女性都患有子宫内膜异位症。这种临床现象说明脱落在盆腔、腹腔内的异位内膜需要一定的生长环境和条件，因此，盆腔环境和条件成为子宫内膜异位症发病机制的研究重点。研究表明，盆腔环境和条件涉及许多复杂的因素和环节，如盆腔、腹腔局部清除异位内膜的免疫功能缺陷、促进异位内膜生长的炎性因素、机体内分泌及其他相关疾病情况等。如果把脱落到盆腔的子宫内膜形容为“种子”，那么盆腔、腹腔浆膜就是“土壤”，而机体的内分泌因素，盆腔局部炎性免疫因素就像“阳光雨露”，只有内因外因都适合的情况下，种子才能生根发芽，开花结果。

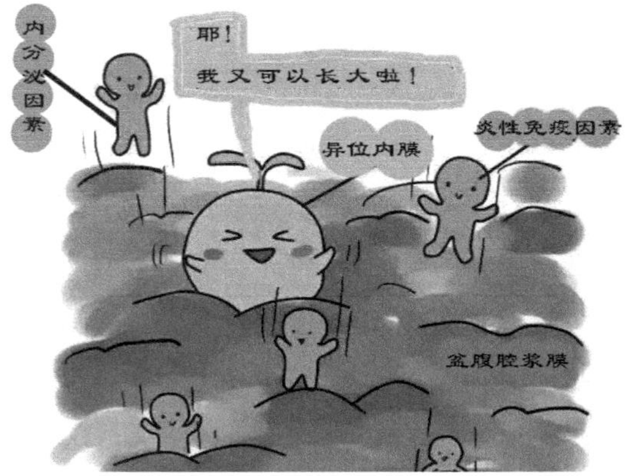

淋巴及静脉播散学说

研究表明，子宫内膜可以进入盆腔静脉或淋巴系统，通过血管、淋巴管将子宫内膜运送到机体其他部位。远离盆腔部位的器官（鼻腔、眼结膜）发生的子宫内膜异位可能是淋巴或静脉播散的结果；临床也可以见到有一些女性月经期发生鼻腔出血、眼结膜出血，这种现象也称为“倒经”。

体腔上皮化生学说

卵巢包膜、盆腔腹膜等起源于体腔上皮，在一定环境和条件下，这种体腔上皮可以化生为子宫内膜；可以这样理解，体腔上皮具有一种潜能，能够转化成为子宫内膜。

研究表明，在反复受经血、激素或慢性炎症刺激下，盆腔腹膜可以化生为子宫内膜组织，形成子宫内膜异位症；此外，卵巢内的上皮细胞也可以转化成子宫内膜细胞，生长发育形成卵巢内膜样肿瘤。

16. 子宫内膜异位症的发病率为何较高

据统计，子宫内膜异位症的发病率呈上升趋势，育龄女性发病率达 10%，在女性不孕患者中发病率高达 30%，痛经患者中约有 50% 患有子宫内膜异位症。

流行病学调查发现，25～45 岁女性是子宫内膜异位症发病的高危人群。这又是为什么？我们注意到一些临床现象，如初潮前、绝经后女性很少患子宫内膜异位症。妊娠期和哺乳期可以抑制子宫内膜异位生长、发展，使用避孕药可以减少子宫内膜异位症发生。这些现象告诉我们，子宫内膜异位症与女性内分泌激素，尤其是雌激素密切相关。这一点现在已经证明，雌激素是刺激子宫内膜发生异位的主要因素，甚至可以说“都是雌激素的罪过”。

让我们来看看，子宫内膜异位症与哪些因素有关。

（1）月经状态改变：初潮提前、绝经延期都会增加患病风险，因为这些现象的本质是增加了女性生命周期的月经次数，间接增加经血倒流次数，从而增加发病风险。

（2）生殖模式改变：现代女性普遍晚婚晚育，生育次数减少，多数只生一胎。观察发现，女性足月妊娠次数、哺乳时间与子宫内膜异位症发病率成反比。分析其中原因，在于妊娠期女性内分泌环境的改变，卵巢功能抑制，体内来自胎盘的孕激素、泌乳素水平很高，雌激素水平很低；哺乳期泌乳素、雌激素水平也发生同样的变化。卵巢功能受抑制，雌激素水平低是抑制子宫内膜异位症的重要因素。

（3）雌激素使用：现代女性为了延后绝经年龄（“永葆年轻”），防止绝经后雌激素降低导致的骨质疏松等病症，采用雌激素替代方法治疗，而雌激素可能是子宫内膜异位症的促发因素。因此，子宫内膜异位症高危者需慎用雌激素替代治疗，而患有子宫内膜异位症者不宜使用雌激素替代治疗。

（4）避孕措施改变：说到避孕方式，女同胞们有很多选择，使用避孕药者逐渐减少，她们宁愿选择上环，也不愿意吃药。避孕药的使用是子宫内膜异位症发生的保护因素，上环则相反，会促进子宫内膜异位症的发生。选择输卵管结扎手术的人数更少，主要原因在于手术对身体带来的创伤。如果说经血倒流子宫内膜种植是子宫内膜异位症的发病因素，那么输卵管结扎可以阻断经血倒流的途径，因此也在一定程度上避免了子宫内膜异位症的发生。

（5）其他因素：环境污染可以改变盆腹腔微环境，影响局部免疫。此外，现代女性的盆腔炎发病率也呈升高趋势，这些都会增加子宫内膜异位症发病风险。

17. 变化多端的子宫内膜异位症

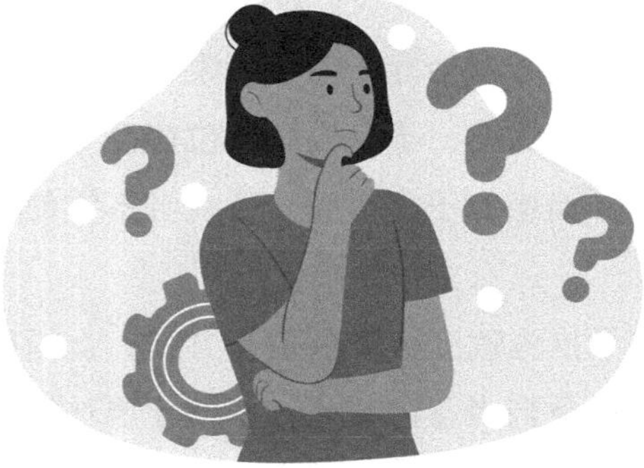

变化多端的子宫内膜异位症着实让很多女性着急！

子宫内膜异位症为什么会导致痛经？为什么会导致不孕不育？为什么会出现大小便异常？“倒经”又是怎么一回事？这一切都与子宫内膜种植部位有关！

不同的种植部位可以出现不同的病理改变，表现出不同的临床症状。如果病灶侵犯到子宫以外组织，称为“外在性子宫内膜异位症”，如卵巢、盆腔腹膜、韧带、直肠等；而病灶局限于子宫肌层内，称为“内在性子宫内膜异位症”，如子宫腺肌病。

卵巢子宫内膜异位症（卵巢巧克力囊肿）

临床上卵巢子宫内膜异位最常见，占子宫内膜异位症总数的 80% 左右。其中 80% 患者的病变累及一侧卵巢，50% 同时累及双侧卵巢。

早期变化为卵巢表面及皮层中可见紫褐色斑点或小泡，随着病变的发展，卵巢内的异位内膜反复出血形成单个或多个囊肿，囊内含暗褐色黏糊状陈旧血，像巧克力液体，故称卵巢巧克力囊肿。

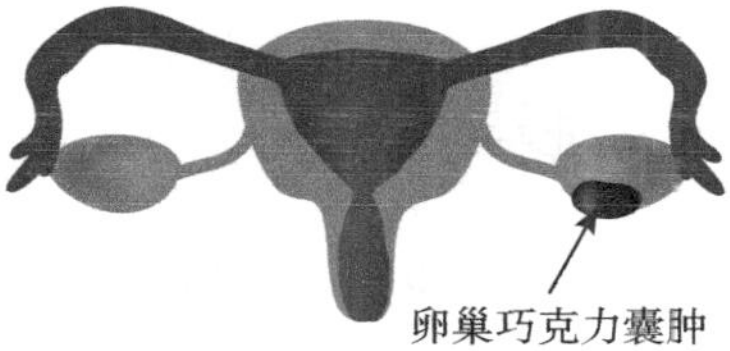

这一点很好理解，异位的子宫内膜跟正常的子宫内膜一样，每次月经周期中也会发生“出血”，但是，这些“出血”不能排出体外，只能在局部淤积，日积月累就形成了“血肿”，因为是陈旧性的积血，颜色与巧克力的颜色非常相似，所以它有一个形象的名字——卵巢巧克力囊肿。

盆腔腹膜子宫内膜异位症

盆腔腹膜、子宫骶韧带、直肠子宫陷凹（道格拉斯陷凹）、子宫后壁下段也是子宫内膜异位症常见的种植部位。病变部位有散在紫褐色出血点或颗粒状散在结节。病变发展会使子宫后壁与直肠前壁出现性交痛（深部触痛），排便异常等。10% 子宫内膜异位症侵犯到直肠引起直肠刺激症状，如排便次数增加，间歇性腹泻，“里急后重”，排便疼痛等。这些症状的共同特点就是月经期加重。

盆腔异位内膜病灶可以向直肠阴道隔及子宫骶韧带扩展形成触痛性坚实结节，甚至穿透阴道后穹窿黏膜，形成阴道子宫内膜异位症。

其他部位子宫内膜异位症

宫颈、阴道穹窿、输卵管、膀胱等部位有时也可以见到病灶种植，出现相应的临床症状，如膀胱种植可以引起周期性血尿。

子宫腺肌症

子宫内膜由基底部向相反方向生长，即子宫肌层方向，即导致子宫腺肌症。子宫腺肌症病变局限于子宫，是一种内在性子宫内膜异位症。异位的子宫内膜可以分散的方式分布于子宫基层，在整个子宫肌壁中增生，并引起纤维组织反应性增生，使子宫均匀增大。

异位的内膜病灶也可以呈局灶型分布，即集中在子宫某个局部生长，形成团块状、瘤状，称为子宫腺肌瘤。子宫腺肌瘤以子宫后壁多见，由于局限在子宫一部分，往往使子宫不规则增大，酷似子宫肌瘤。

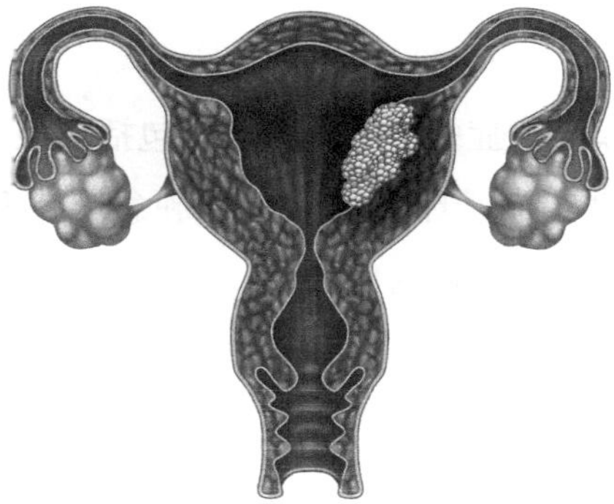

18. 子宫内膜异位症仅表现为痛经吗

子宫内膜异位症的主要临床表现包括痛经、月经异常、不孕不育、性交痛、卵巢巧克力囊肿急腹症和其他症状，给女性的身心带来严重的伤害。

痛经

痛经是子宫内膜异位症最常见、最突出症状，70% 以上患者都有不同程度的痛经症状。经典的医学描写术语是继发性痛经进行性加剧。继发性痛经，顾名思义，是指以前没有，而现在出现的痛经，患者往往诉说以前月经来潮时并无疼痛。随着时间推移，在某个时间开始慢慢地出现痛经，而且出现逐步加剧现象。疼痛表现为痉挛性，开始阶段能够忍受，数月或数年后痛经逐步加剧，需要卧床休息，使用止痛剂镇痛，严重阶段疼痛难忍，在床上“打滚”，严重影响生活和工作，患者所用止痛剂不断加量，最后止痛剂也难以完全缓解。

痛经最严重的时段往往是月经来潮前夕和月经前面几

天（1～3 天），月经过后，疼痛自行缓解。疼痛主要是由于子宫内膜异位症内部出血，刺激局部组织导致炎性反应引起。内部出血和炎性反应可以产生大量的前列腺素及其他肽类激素，刺激子宫和盆腔韧带，导致子宫痉挛性收缩，韧带内神经致敏，产生疼痛。痛经往往与病变严重性和子宫内膜异位症种植部位有关。

月经异常

月经异常与子宫内膜异位症影响卵巢功能有关。由于局部子宫内膜异位病灶干扰卵巢，导致卵巢功能失调，如卵泡发育不良、排卵异常等，从而引起患者月经周期紊乱。子宫肌腺病患者月经量往往增多，经期延长。这些症状不仅与卵巢功能失调有关，还与子宫增大、子宫内膜增厚有关。

不孕不育

子宫内膜异位症患者常伴有不孕，它是导致女性不孕的常见原因之一。在女性不孕症患者中有 40%～50% 存在子宫内膜异位症，在继发性不孕病例中子宫内膜异位症的比例更加高，有文献介绍可达 60% 以上。子宫内膜异位症导致不孕的机制十分复杂，涉及妊娠生理的多个环节。

（1）子宫内膜异位症常可引起输卵管、卵巢、子宫周围粘连，影响输卵管、生理活动功能，干扰输卵管的拾卵。

（2）子宫内膜异位症还可以影响卵巢功能，导致卵泡发育和排卵障碍。有资料报道，子宫内膜异位症患者约有20%存在不排卵，这种现象在卵巢巧克力囊肿患者中更加明显。

（3）子宫内膜异位症还可以影响受精卵着床、胚胎发育，子宫腺肌症患者更加明显。

此外，子宫内膜异位症患者流产率也较高，可以达到50%左右，其原因可能与卵巢黄体功能不良、子宫着床环境异常有关。上述因素都是子宫内膜异位症导致女性不孕不育的原因。子宫内膜异位症可导致不孕，而受孕又是治疗子宫内膜异位症最好的方法之一。妊娠，尤其是足月妊娠对于子宫内膜异位症来说是一个抑制因素，可以抑制子宫内膜异位症的发生和发展。因此，在临床治疗中常常把妊娠计划考虑在内，妊娠成功是治疗有效的标准之一。腹腔镜检查是目前子宫内膜异位症不孕检查的重要方法之一，具有诊治同步，手术微创的优点。

性交痛

子宫直肠窝、阴道直肠隔、子宫骶韧带部位子宫内膜异位症，性生活时病灶受到牵拉可以引起疼痛（深部触痛），性交动作幅度越大，疼痛越剧烈，有时甚至无法忍受。性交痛与子宫内膜异位病灶种植部位及病灶大小有密切关系。可以想象，倘若每次性生活都被剧烈疼痛困扰，性行为是难以进行的，即便勉强从事，亦是得不偿失。这种烦恼，会给患者身心带来严重创伤，并由此影响家庭关系。

卵巢巧克力囊肿急腹症

卵巢巧克力囊肿容易发生不全破裂现象，这是巧克力囊肿的特点之一，因为囊壁不均匀，存在一些薄弱的区域。破裂常常发生在月经期（再次出血）或性生活时（外力挤压）。一旦发生破裂，轻者出现一过性的腹痛，休息后可以自行缓解；严重者出现急腹症，表现为剧烈腹痛、发热、白细胞升高，需要急诊就医，甚至急诊手术。

其他症状

子宫直肠窝及直肠附近子宫内膜异位症可以引起排便异常症状，如大便次数增加、周期性腹泻、“里急后重”、肛门坠痛、便血等，这些症状多见于月经期。子宫内膜异位到膀胱的患者，会出现周期性尿频、尿痛、血尿等膀胱刺激症状。腹壁疤痕及脐部的子宫内膜异位症则会出现周期性局部肿块及疼痛。

19. 如何诊断子宫内膜异位症

建立子宫内膜异位症的临床诊断，除了询问患者临床症状外，还要进行妇科检查、B 超、MRI 以及血液学检查。由于子宫内膜异位症变化多端、病理行为捉摸不定，轻症患者常常被漏诊，而重症患者又很容易与盆腔炎或恶性肿瘤等妇科疾病混淆。用“露密云重”（叶低知露密，崖断识云重）来形容子宫内膜异位症的诊断过程十分贴切。一位有经验的医师往往能够“拨开云雾见青天”，作出正确的诊断。以下是子宫内膜异位症常用的检查方法。

妇科检查

妇科检查由妇科医生进行，主要了解患者子宫、附件、直肠、盆腔腹膜韧带的病变情况；有经验的妇科医生可以根据检查结果做出有价值的诊断和鉴别诊断，并指导患者选择治疗方案。

（1）子宫：子宫体积增大、子宫后位、活动受限、后壁可以触及结节，提示内在性子宫内膜异位症（子宫腺肌症）。

（2）卵巢：巧克力囊肿多数紧贴在子宫后壁、粘连固定、囊肿张力高、囊壁有结节，部分患者为双侧囊肿，此时两侧囊肿向彼此靠近，在子宫后壁吻合。盆腔存在严重广泛病灶的患者可以表现为“冰冻盆腔”状态，易误诊为附件炎块、盆腔炎，甚至盆腔肿瘤。

（3）盆腔腹膜韧带：子宫骶韧带、子宫直肠窝、宫颈后壁常可触及数枚小结节，大小不等，质地偏硬，有明显触痛。易误诊为恶性肿瘤。

B 超检查

B 超检查是诊断子宫内膜异位症最常用的方法之一。具有简便无创、可反复使用、费用较低等优点，对于观察卵巢巧克力囊肿和子宫肌腺病的发展情况意义更大。

（1）卵巢巧克力囊肿的 B 超检查特征：囊肿与盆壁、子宫、直肠的分界线不清晰，囊肿常位于子宫后面、直肠前方。囊壁厚薄不均，在囊肿底部可以见到强光带（血块沉积纤维化）。囊内可见细密颗粒回声，或密集的粗光点图像，甚至呈囊性实性混合肿块。囊内可以有分隔，呈现多房状态。

（2）卵巢巧克力囊肿变化多端的随访结果：巧克力囊肿患者在随访过程中可能表现出多种多样的结果，多数情况囊肿逐渐增大。有时候随访复查时发现囊肿缩小，这并不一定是治疗有效的表现。相反，囊肿可能发生过自发性破裂，这时患者可回忆近期是否出现过腹痛等症状。有时候发现囊肿数量增加或者另侧也发现囊肿，这也并不一定代表病情加重，而是子宫内膜异位的另一种病理现象，即卵泡黄素化不排卵形成的卵泡囊肿或黄素囊肿。

总之，在随访过程中会出现各种各样的变化，医师需要认真分析才能作出正确判断。患者不要因为囊肿长大、数量增加而感到沮丧，也不要因为囊肿缩小、消失而窃喜。变化多端恰恰是巧克力囊肿的典型病理特征。

（3）子宫腺肌症的B超检查特征：子宫均匀增大，子宫断面回声不均，腺肌瘤则表现为区域性光点密集，呈团块状，无明显边界，有时候容易和子宫肌瘤混淆。

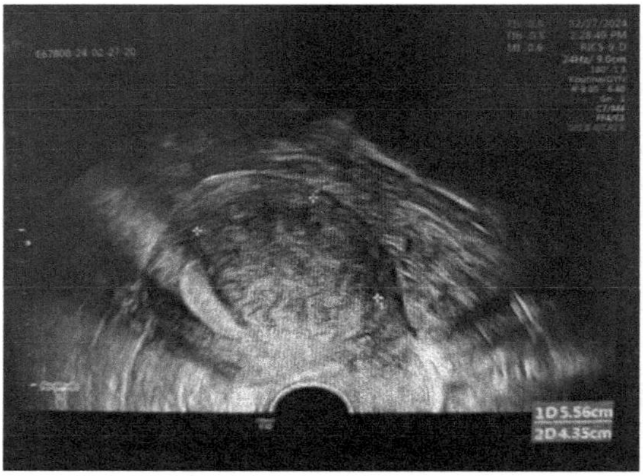

腹腔镜检查

腹腔镜检查是目前诊断子宫内膜异位症的金标准，通过腹腔镜可直接窥视盆腔，见到异位病灶即可明确诊断，且可进行临床分期，以决定治疗方案；此外，腹腔镜检查的同时可以进行盆腔病灶清除，达到诊治同步的目的。腹腔镜是一种创伤性检查，一般用于诊断和鉴别诊断困难的病例。

血液肿瘤相关指标检查

子宫内膜异位症患者 CA125、CA199 等肿瘤相关标志物会升高，但是一般不超过 200 IU/L。指标升高提示子宫内膜异位症处于生长活动状态，也是恶变的高危因素。

诊断与分级

目前临床上均采用国际子宫内膜异位症的新分期标准，将子宫内膜异位症分为Ⅰ～Ⅳ期，但是分期较为复杂。因此，临床医师仍然喜欢使用旧的分级方法，将疾病分为轻、中、重度 3 个级别，该分类对临床诊断和治疗也有实用的指导意义。

（1）轻度：有散在的病灶种植，卵巢正常或略大，但无明显的内膜囊肿形成；盆腔粘连不明显或轻微粘连；子宫、卵巢活动度良好，盆底韧带无明显结节。

（2）中度：卵巢单侧或双侧有多个病灶，卵巢增大或有小的内膜囊肿形成，但囊肿直径不超过 3 cm；输卵管、卵巢有粘连，盆底韧带有明显的散在结节，有触痛。

（3）重度：卵巢巧克力囊肿大于 3 cm（单侧或双侧），盆腔粘连明显；子宫直肠窝封闭，子宫固定活动受限；盆腔韧带有大小不等的痛性结节；病变累及直肠、膀胱。

20. 如何治疗子宫内膜异位症

治疗原则

对于子宫内膜异位症的治疗要全面考虑、综合分析，要根据患者年龄、婚育状态、生育计划和要求、临床症状的严重性、病变部位和范围，进行认真评估，设计和制定个体化治疗方案。

（1）轻度、中度患者可以先行随访或药物治疗。

（2）年轻有生育要求或因为子宫内膜异位症造成不孕不育，病变为轻度、中度的患者可以先选择药物治疗。药物保守治疗无效者，应积极择期手术治疗。病变为中度、重度者可以直接选择手术治疗。

（3）年轻、重度病变患者可以直接选择手术治疗，做保留生育力手术，即保留卵巢和子宫的功能和解剖完整性。

（4）年轻无再生育要求的重度患者，可以选择保留卵巢功能的手术。

（5）年长已生育、病情严重的患者，可以选择根治性手术，即切除子宫及双侧卵巢。

治疗方案

子宫内膜异位症的治疗包括保守治疗（药物治疗）和手术治疗。激素类药物治疗是目前最常用的方法。

（1）对于临床诊断为轻度子宫内膜异位症的患者可以随访观察，期间可以考虑使用中药治疗。有痛经症状者可以适当使用止痛剂，常用的有非甾体抗炎药（消炎痛栓、布洛芬），或者普通止痛药（去痛片）等，严重痛经者止痛片往往无效。

（2）中医中药治疗：子宫内膜异位症多由气滞血瘀，寒凝痰阻、肝肾亏损、气血运行不畅所致。可分为 4 种类型：肝郁气滞型、气滞血瘀型、寒凝血瘀型、气血亏虚型。可至正规医院接受中医治疗。

（3）手术治疗：手术治疗的主要目的是清除子宫内膜异位病灶，缓解临床症状。对于有下列情况之一的患者可以考虑手术治疗：①药物治疗无效，或病情加重；②卵巢巧克力囊肿长径＞ 5 cm；③迫切要求生育；④重度子宫内膜异位症患者；⑤ CA125 等肿瘤标志物升高患者，提示异位内膜生长活跃，也是子宫内膜异位症恶变的高危因素，可以适当放宽手术适应证，提早手术；⑥手术后巧克力囊肿复发患者。

（4）手术技术和方法：子宫内膜异位症的手术可以通过传统的剖腹手术完成，也可以采用腹腔镜手术完成。近年来，随着微创技术的快速发展，腹腔镜手术已经成为子宫内膜异位症治疗的重要方式之一，其主要优点是手术创伤小，病灶清除彻底。常用的几种手术方法如下。

① 保留生育力手术：年轻有生育要求者采用清除盆腔子宫内膜异位症病灶，包括巧克力囊肿，保留子宫及卵巢。

② 骶神经阻断术：年轻选择保留生育力患者，痛经症状严重可以做骶神经阻断术。

③ 保留卵巢功能手术：45 岁以下严重子宫内摸异位症患者，可以考虑切除子宫、输卵管，清除盆腔子宫内膜异位症病灶，保留至少一侧或部分卵巢。切除子宫可去除具有活力的子宫内膜细胞种植的来源，从而减少复发概率，但因保留了卵巢仍有可能复发。

④ 根治性手术：适合 45 岁以上严重子宫内膜异位症患者，手术切除子宫、卵巢、输卵管，清除盆腔子宫内膜异位症病灶。

21. 激素治疗是否对子宫内膜异位症有帮助

激素治疗是子宫内膜异位症患者目前常用的药物治疗方法，主要治疗机制是抑制卵巢功能，减少雌激素分泌，达到类似绝经、抑制子宫内膜和异位内膜生长的目的。

常用激素类药物

（1）短效避孕药：如去氧孕烯炔雌醇（妈富隆），炔雌醇环丙孕酮（达英35）等可以抑制卵巢功能，从而达到抑制子宫内膜和异位内膜生长的目的。一般疗程为3～6个月。

（2）三苯氧胺（他莫昔芬）：主要的作用机制是对抗雌激素，能够抑制卵巢内源性雌激素，治疗子宫内膜异位症。一般疗程为3～6个月。

（3）大剂量孕激素：也称假孕疗法。常用药物有炔诺酮（妇康片），大剂量孕激素可以抑制卵巢功能，抑制子宫内膜和异位内膜生长。一般疗程为3～6个月。

（4）达那唑：属于睾酮衍生物，能够抑制垂体释放促性腺激素，抑制卵巢功能。一般疗程为 3～6 个月。

（5）孕三烯酮（内美通）：是睾酮衍生物，能够对抗雌激素和孕激素，抑制卵巢功能。一般疗程为 3～6 个月。

（6）米非司酮（息隐，RU486）：主要治疗机制是对抗孕激素，能够抑制卵巢功能。一般疗程为 3～6 个月。

（7）促性腺激素激动剂（GnRH–a）：商品名有达菲林、诺雷德等。药物主要通过抑制垂体释放促性腺激素，抑制卵巢功能，减少卵巢雌激素和孕激素的分泌，抑制子宫内膜生长，起到“药物去势”的作用（相当于卵巢切除）。

激素类药物治疗的弊端

目前仍有患者选择药物治疗：如年轻未婚育轻度和中度患者，症状明显但是短期内无法接受手术治疗者，接近绝经年龄希望药物治疗后能够“过渡”到绝经期的患者。激素治疗的主要弊端同第 1 章第 7 问激素类药物治疗子宫肌瘤的弊端。

22. 子宫内膜异位症术后易复发

子宫内膜异位症手术后复发率较高，二次手术者常有，遇到复发不仅患者烦恼，医师也很烦恼，甚至很无奈。

子宫内膜异位症术后复发多见于保守性手术，即保留子宫、保留卵巢（保留生育力）的手术。复发与多种因素有关，手术方式和质量至关重要。此外，患者越年轻术后复发概率就越高。

选择保守性手术的大多是年轻、希望保留卵巢和子宫功能，以及希望生育的患者。就手术方式和质量而言，保守性手术其实是一种“姑息性”手术，其主要目的是清除病灶，缓解症状或提供妊娠窗口期。

理论上说，把病灶形容为“一把细沙撒在草丛中”一点也不为过，完全彻底清除病灶是不可能的，尤其是严重的盆腔内膜异位症患者，而术后有病灶残留是必然的。准确地说，保守性手术的本质仅仅是有限地减少病灶，而不是彻底清除病灶。

保守性手术仅仅是将重度病变降至轻度病变而已。从这个角度来说，术后“复发”的本质是残留病灶的继续发展，而不是真正意义上的“复发”。手术时，医师在理论上无法实现彻底清除病灶，还有另一个影响医师手术的问题：手术目的是尽量保留子宫和卵巢结构的完整性，并确保其功能正常。否则，保守性手术也就失去了意义。

这样一来，矛盾就出现了。为了降低术后复发概率必须尽力清除病灶，而为了保留子宫和卵巢结构。因此，保守性手术存在一个“度”的问题。“过度”清除病灶就有可能破坏子宫和卵巢的结构和功能；而清除“不足”导致术后很快复发，无法达到预期治疗目的。尽管治疗的目的很明确，即清除病灶，缓解症状或促进生育，但是，真正要实现这一点很难。在一定程度上，能否达到治疗目的取决于医师对手术方法和质量的把控，取决于医师的手术技巧和经验。

我们认为，对于要求保留子宫和卵巢而无再生育要求的患者，要尽力清除病灶；而对于要求生育的患者，保留子宫和卵巢的结构及功能是首要因素。保守性手术后，希望生育的患者应该尽可能早点妊娠，妊娠本身可以抑制子宫内膜异位症病灶生长，降低复发概率，成功的妊娠是预防术后复发的最好措施。此外，术后使用3个月激素类药物治疗，对于降低复发概率有一定的帮助。术后严密随访也可以提早发现复发，争取早期干预，减少二次手术。

23. 子宫内膜异位症的癌变问题

子宫内膜异位症是一种良性疾病，但是少数病例会发生恶变，恶变率3%。子宫内膜异位症的生物学行为与恶性肿瘤十分相似，可以浸润生长、种植转移、术后复发等；因此，可以说子宫内膜异位症是一种具有恶性生物学行为的良性疾病。

打个比方，子宫内膜异位症就像是一个秉性良好，但是十分淘气的小孩，有时还会来点恶作剧。此外，子宫内膜异位症患者妇科检查、超声检查、肿瘤标志物检查的结果特征，有时难以与恶性肿瘤相鉴别。

24. 子宫内膜异位症的预防常识

做好经期保健

经期保健十分重要，月经期一定要杜绝性生活，注意自身保暖、避免受寒着凉，禁止剧烈体育运动及重体力劳动。

可能造成经血逆流的几种妇科疾病

处女膜闭锁，阴道闭锁，宫颈口粘连、狭窄、阻塞，残角子宫等，这些疾病均可引起经血阻塞或不畅，可能导致经血逆流入盆腔，发展为子宫内膜异位症，因此对这些疾病应及早诊治。

可能引起经血逆流、子宫内膜种植的几种妇科操作

人工流产（负压吸宫）、输卵管通气通水、子宫输卵管造影、诊断性刮宫、宫腔镜检查、节育环手术等宫腔操

作均有可能将子宫内膜碎片带进腹腔，引起子宫内膜异位症。因此，应该尽量避免上述手术操作，必须进行的诊疗操作应该严格按照操作规范，避免和减少子宫内膜进入盆腔。此外，剖宫手术要避免子宫内膜切口种植，阴道分娩者要避免会阴侧切口子宫内膜种植。手术时要注意保护切口，清洗切口，避免切口发生子宫内膜种植。

避孕药

使用避孕药可以减少子宫内膜异位症的发生。

中医预防保健

子宫内膜异位症患者多为阳虚体质，四肢及小腹怕冷易凉，部分患者性格内向，长期处于郁闷情绪中，加上某些诱因，使寒邪与气滞相搏结，形成瘀血与寒邪相搏结于子宫，形成“子宫内膜异位症”。根据中医病因理论，子宫内膜异位症患者应该注意调整自己的情绪，保持乐观开朗的心态，并注意保暖，避免感寒着凉，使机体免疫系统功能正常运行，所谓“正气内存，邪不可干”。

第3章

子宫腺肌症系列

25. 子宫腺肌症如何设计个体化手术方案

临床上，常有患者问一些与手术切除腺肌症病灶有关的问题，如“切除腺肌症保留子宫，术后会不会复发？”“腺肌症病灶切得干净吗？”……

实际上，腺肌症患者子宫病理情况比较复杂，个体差异性很大。有的患者子宫病灶表现为弥漫生长，这种情况医学上称之为弥漫型子宫腺肌症；而有的患者子宫病灶即便没有明确的界线，但是有相对集中的区域，在子宫局部形成团块（子宫后壁多见），这种情况也称为腺肌瘤。它们的共同特点是：①病灶是与宫腔相连通的；②病灶和正常子宫肌层没有明确的界线。基于腺肌症这一病理特征，希望用手术的方法完全切除病灶是不可能的，除非切除整个子宫。也正是这个原因，大多数医院的医师在特定情况下会推荐“切除子宫”。正因如此，腺肌症手术后不能说是“复发”，因为本质是手术没有切除干净，还残留一些病灶组织，所以准确的术语应该是“再生长”。

手术是腺肌症治疗方法之一，主要分为两种：①根治性手术：这是经典的手术方式，100 多年来没有改变。因为腺肌症病灶没有边界，手术难以彻底切除病灶，只能把整个子宫一切了之。②保留子宫手术：即采用手术的方式尽可能多地切除部分病灶区域，同时要兼顾切除病灶后子宫缝合修复，确保术后子宫完整，能够恢复月经，甚至实现孕育。

腺肌症患者最后多数选择手术治疗。常用的手术方式有以下几种：①开腹手术切除子宫：这是传统的手术方式，技术成熟，疗效肯定，复发率较低。②腹腔镜手术切除子宫：属于微创手术，是目前腺肌症的主流手术方式，各地医院均普遍应用，疗效与开腹手术相同。③保留子宫手术：腹腔镜下子宫动脉阻断 + 盆丛神经子宫支阻断 + 部分病灶清除，该技术是一种新的手术方式，尤其适合年轻要求保留子宫的患者。该技术的主要优点是能够保留子宫，痛经/月经过多等临床症状缓解率高（90% 以上），术后腺肌症再发生率低（3 年复发率不足 10%）。对要求生育的患者，可以进行腹腔镜病灶清除术 + 短暂子宫动脉阻断（临时血管夹）+ 盆丛神经子宫支阻断术。

26. 子宫腺肌症病灶如何切除干净

临床上经常有患者咨询想要保留子宫，如何做手术切除子宫腺肌症病灶？病灶切得干净吗？

实际上，为了尽可能切除病灶，保证切除后子宫修复良好，恢复正常月经和/或保留生育能力，一百多年来，临床医师前赴后继，设计出各种各样的切除子宫腺肌症病灶和缝合修复子宫的办法，如“Z型”“V型”“U型”“L型”“折叠型”“局部剜出”等。

许多患者会问关于“U型”切除子宫腺肌症病灶的问题。“U型”切除子宫腺肌症病灶只是上述多种切除病灶方式中的一种。“U型”切除是由几位国外医师在20世纪60—70年代设计并应用于临床的，大概的手术操作是这样的：医师用传统的方法进行手术，纵向（纵切口）或横向（横切口）切开腹壁10～15 cm，自子宫前壁切开，切口绕过子宫底部，向后壁延伸，剜除切口深处及两侧的子宫腺肌症病灶，缝合修复切口，恢复子宫形状。

究竟用什么方法切除子宫腺肌症病灶最好呢？准确地讲，没有最好，只有更好。更好的或者说更适合的切除方法，要求尽可能完整切除病灶，同时兼顾切除后子宫形态修复和功能修复，所以，手术要根据子宫腺肌症的生长情况，设计适合个体的切除方式。手术方案需做到个体化和精细化，特别要求做到以下两点：①患者手术前做MRI检查，准确分析和定位子宫腺肌症病灶生长情况，仅仅依靠B超检查是不够的。②患者与主诊医师详细沟通，告知治疗目的，是想要保留子宫结构完整性，手术后正常来月经（控制痛经和月经量过多）；还是要求保留子宫结构完整性和功能，不仅来月经，还要生育。

那么，如何进行具体的手术设计和选择腺肌症病灶切除方式呢？根据病灶生长具体情况，医师主要考虑以下4个手术目的：①尽可能多地切除病灶。②切除后能够确保修复缝合子宫。③手术后痛经、月经量过多、月经紊乱等症状能够得到缓解。④对于只要保留子宫完整、术后能够来月经就可以的患者，医师会尽可能多地切除病灶；而对于需要保留生育能力的患者，医师往往不会过多地切除病灶，因为要兼顾修复后子宫结构和功能良好，不仅要恢复正常的月经，实现孕育，还要考虑受孕后子宫长大破裂等风险。

由于腺肌症的病理特征——病灶与周围肌层界限不清。所以，无论如何设计和选择切除方式，都不可能完全切除病灶，仅仅是切除的量或比例问题。所以，临床上一般用

“病灶区域切除”或“病灶大部切除”等名称。那么，切除的比例或切除量有没有标准规定呢？答案是：这需要充分的临床经验，由临床医师判定。

27. 子宫腺肌症保留子宫手术后复发 / 再生长

近几年，要求做保留子宫手术的子宫腺肌症患者越来越多。但是手术后复发 / 再生长问题困扰着她们。许多想法和疑问由此产生，“会不会复发？”“复发概率高吗？”“有没有办法控制复发？”等。下文针对这些问题简单进行回答。

（1）无论选择哪一种手术方法，腺肌症保留子宫术后肯定是会复发的。原因很简单，因为至今为止还没有一种手术方法能够完全切除腺肌症病灶，腺肌症病灶没有办法完全切干净，只能是部分切除。

（2）病灶为什么切不干净？原因也很简单：①腺肌症的病根在子宫内膜，即宫腔，如果全部切除，子宫就失去了功能，不仅不能来月经，而且无法生育。②子宫肌层内生长的腺肌症病灶和子宫正常肌层之间没有明确边界，医师无法准确地完全切除病灶。鉴于上述腺肌症病理特征，医师只能部分切除病灶。因此，与其说手术后“复发”，不如说术后残留病灶“再生长”。

（3）采用腹腔镜子宫动脉和神经阻断技术的优点：基

于我们对手术患者的中远期（3～5年）随访观察结果，该技术具有以下优点：①拓宽了腺肌症保留子宫手术的适应证，使得更多的严重腺肌症患者的子宫得到完整保留。②进一步提高了微创手术的质量，能够减少手术出血、术后发热发生率，加快术后恢复，一般情况下患者住院总时间5天左右，术前1天，手术1天，术后观察2～3天。③明显改善了腺肌症保留子宫治疗中远期结局，手术后3年随访结果，患者月经过多的缓解率达到95%，痛经症状的缓解率达到90%，基本不会发生严重痛经。④有效控制术后腺肌症“再生”，术后腺肌症“再生”的发生率控制在5%左右。⑤可以使部分患者成功受孕。总之，该技术从总体上改变了100年来子宫腺肌症必须切除子宫的历史，为部分希望保留子宫的女性实现了“保留子宫，做完美女人”的愿望。

28. 子宫腺肌症再“吃药”——息隐和曼月乐

临床上，经常有患者问“息隐”和“曼月乐”治疗腺肌症的问题。这两种药物都是激素，属于激素治疗的一部分，治疗机制大同小异。息隐是口服全身用药，曼月乐是宫腔内局部激素治疗。

息隐

息隐，药品通用名为米非司酮（Mifepristone），原本是一种避孕药，主要药物成分是19-去甲睾酮的衍生物。临床上主要用于“紧急避孕”和“药物流产”。米非司酮是一种抗孕激素受体药物，药物进入体内可以抑制子宫内膜分泌活动，诱导内膜组织细胞凋亡，从而阻止胚胎“种植、着床”，达到“避孕”和“终止妊娠”的目的。近年的研究发现，长期使用米非司酮，可以达到闭经的效果，因此该药被扩大应用范围到子宫内膜异位症和子宫腺肌症的治疗，也可以用于卵巢巧克力囊肿及子宫腺肌症手术后治疗。临床效果与经典激素类药物（GnRH-a）治疗相似，主要优点是与 GnRH-a 类药物比较，疗效相当，价格便宜。主要缺点是米非司酮的作用机制比较复杂，长期使用的潜在风险、安全性还有待证实。

曼月乐

曼月乐，药品通用名为左炔诺孕酮宫内缓释系统（Mirena），俗称“激素节育环”，是一种宫内节育器（环）形式的缓释系统，内含 52 mg 的左旋 18-甲基炔诺孕酮，每日释放量大约 20 μg，近年用于腺肌症等疾病治疗。因为起效方式主要通过激素，所以归类到腺肌症激素治疗。用法是：①把激素安置在节育环内部，放置在子宫腔，让它慢慢释放，造成子宫腔内局部高浓度激素状态，避免口服或打针方式造成的全身“高浓度激素”状态。②利用子宫腔局部高浓度激素长期刺激，使得子宫内膜萎缩，达到既减少经血量，又缓解痛经的治疗目的。

目前临床验证认为：曼月乐治疗子宫腺肌症有一定的疗效，放一次环，可以维持 5 年左右，是一种新的非手术激素治疗方法。可以减少传统激素治疗的全身不良反应。但是也有一些缺点：①因为激素原因，有时候反而出现阴道不规则出血及经期延长，俗称“节育环不服”，不得不取出。②子宫腺肌症患者的宫腔多数较大，而且常常合并月经过多，节育环很容易被经血“冲”出、脱落和下移。因此，中、重度腺肌症患者可能不适合放置。根据 B 超结果，大致上子宫最大径线达到 7 cm 以上为中度，达到 8 cm 以上为重度。因此，子宫增大不明显，直径 7 cm 或以下，但是月经量过多或痛经严重患者可以选择使用。腺肌症手术后不推荐使用。③局部高浓度激素长期刺激子宫内膜，其安全性目前没有定论。

29. 子宫腺肌症患者如何吃“中药”

子宫腺肌症患者的病程通常较长，很多患者在经受长期病情折磨后，开始尝试中医治疗。

病机

中医认为子宫腺肌症是寒凝血瘀所致，寒凝气滞，导致血瘀，血瘀不通，不通则痛；气血不和，气机不畅，气滞血瘀，经脉不通，发为痛经；瘀滞日久，积而成症，影响胞宫脉络，冲任失调，导致月经失调、不孕等。腺肌症的主要病机是瘀血致痛经，经血不调是贯穿本病的主要临床表现。因此，中医治疗腺肌症的主要原理是活血化瘀、祛寒理气、活血止血。

中医分型

根据子宫腺肌症的临床表现，可以将其分为以下几种类型。

（1）气滞型：治法疏肝行气，祛瘀止痛，软坚散结。方选血府逐瘀汤加减。

（2）寒凝型：治法温经散寒，通阳行滞，化瘀散结。方选少腹逐瘀汤加减。

（3）痰湿型：治法除湿化痰，行气止痛，软坚散结。方选二陈汤加减。

（4）肾虚型：治法补肾益精，化瘀止痛，软坚散结。方选桃红四物汤合五子衍宗丸加减。

（5）血瘀型：治法活血化瘀，温经通络，软坚散结。方选膈下逐瘀汤加减。

友情提醒

（1）中药治疗腺肌症，可以在一定程度上缓解患者的症状，如痛经、月经不调、经量过多等，但是无法达到根治的目的。

（2）中药的长处在于全身“系统调理”，不在于“局部攻坚”。中医认为人体是一个有机的整体，脏腑气血之间是相互协调、相互影响的。气血经络循行畅达，才能维持机体的正常生理功能。

（3）中医中药方法用于控制轻度腺肌症患者病情加速加剧，减少和预防术后腺肌症复发 / 再生长等环节会更好，更科学。

（4）中医强调“个体化”用药，一人一方，要针对每一个体，制定与之相一致的治疗和调理的护理方案。鉴于此，患者选择中药治疗时，最好请中医专科医师辨证论治。使用民间的偏方、验方、单方时需要慎重。

（5）中医强调调理和“治未病”，在预防疾病的发生、发展和复发层面可能更加有价值。

30. 子宫腺肌症无创 HIFU 治疗

近年来，一些超微创或无创方法被用于子宫肌瘤和子宫腺肌症的保守治疗，即保留子宫治疗。目前方法很多，如高强度聚焦超声治疗（HIFU）、超声监视下射频消融，还有一些微波自凝刀、磁波刀等。

这些方法统称为物理治疗，治疗原理上异曲同工，是通过能量转换方式将超声、射频、微波等能量转换成热能，加热局部病灶的方法“烫死”腺肌症病灶。有点像“煮鸡蛋”，加热使得蛋白质凝固变性，细胞失活后死亡。微波（磁波、射频）加热大家很好理解，和家里使用的微波炉一样，只不过医疗上使用的是特殊的电极。聚焦超声也很好理解，类似于用放大镜点燃火柴，放大镜把阳光聚焦在一点上，可以加热这一点的温度，使之燃烧；平时大家几乎都做过腹部 B 超或阴道 B 超检查，“超”即“超声波”，在做 B 超检查时你不会感觉到热，但是当上千个超声探头一起射向一点的时候，能量就大了，可以使局部温度升高，这就是聚焦超声的加热机制。

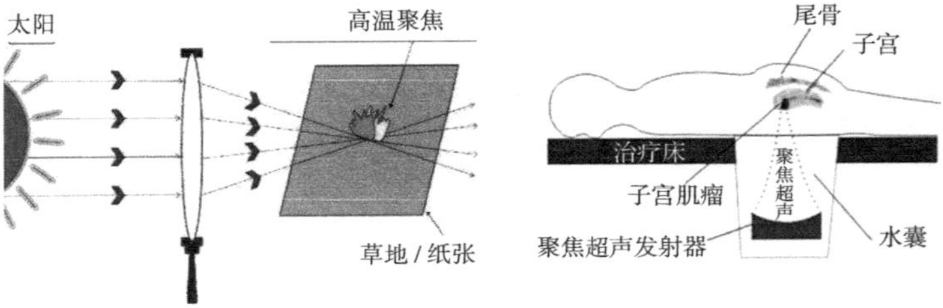

知道了这些技术的治疗机制，大家就不难理解他们在治疗子宫肌瘤和腺肌症时的优点和缺点。下面以 HIFU 技术为例说明其优缺点。

主要优点

（1）无创伤，是这项技术的主要亮点；由于无创，因此可重复使用，多次治疗。

（2）可早期干预，降低肌瘤或腺肌症患者日后手术的风险。

（3）年轻、有生育需求、轻中度腺肌症或单个直径不是十分大的子宫肌瘤患者，选择 HIFU 治疗有一定的优势。

主要缺点

（1）不能完全清除病灶。腺肌症病灶没有明确的边界，只有相对集中的区域性病灶。也就是说没有真正的“圆心”，这时聚焦超声就不能真正聚焦在圆心靶点上进行加热。所以，医师只能选择相对区域加热，而且不能过度加热，向子宫内部加热深度过深容易损伤子宫内膜（造成术后闭经，生育能力永久破坏），向子宫外部加热过度容易损伤膀胱或肠管（术后出现漏尿或肠瘘），由于这些严重并发症，医师只能选择部分加热，以避免并发症，这样的治疗结果也只能是部分杀伤腺肌症，即病灶常常发生“治疗不足”现象，残留在体内的腺肌症病灶日后可能继续生长。

（2）不能准确获得病理诊断。腺肌症虽然是良性疾病，但是存在小概率恶性变。如果对一个已经恶性变的病灶进行 HIFU 治疗，那可能不是最佳选择。

（3）腺肌症患者的盆腔病理情况复杂，如合并盆腔粘连、卵巢囊肿等，这些无创治疗技术有时不能完全解决。

鉴于上述优点和缺点，这些技术只能有条件地使用在一些合适的患者身上，不能随便扩大适应证，这些技术的治疗是一种“暂时的”或“姑息的”，并不能达到根治的目的。

相较于腺肌症，子宫肌瘤的 HIFU 治疗更加安全可靠。最好的治疗适应证是肌瘤不大（一般长径在 5 cm 以内），数目不多（一般不超过 3 个）。值得注意的是，瘤体位置太深，接近子宫腔，容易造成子宫内膜损伤；而太表浅，容易造成肠管或膀胱损伤；也不能有膀胱、肠管与子宫粘连，粘连的情况不开腹很难确定，因此有下腹部手术史的患者要慎重。

对于腺肌症患者，HIFU 治疗的技术要求更加高。临床上把腺肌症分为相对的两种类型：①病灶分布以分散状态为主，即弥散型腺肌症，简称腺肌症；②病灶分布以结节团块型为主，简称腺肌瘤。比较两种病理类型，腺肌瘤型更加适合做聚焦超声治疗，腺肌瘤病灶面积和体积不能过大，否则会直接影响治疗效果。此外，腺肌症患者往往合并盆腔子宫内膜异位症或卵巢巧克力囊肿，部分患者有肠易激综合征（表现为月经期大便次数增加，稀便，出现里急后重症状）或有膀胱刺激征（表现为经期尿频尿急），这种情况往往是子宫内膜异位症病灶累及直肠和膀胱，HIFU 治疗可能无效。

总之，目前这些技术并非主流技术，应慎重选择。选择正规医院和专科医师详细评估适应证，请有经验医师治疗，可以确保治疗效果，规避并发症。

31. 与你同行——子宫腺肌症合并卵巢巧克力囊肿

子宫腺肌症往往与卵巢巧克力囊肿合并存在，“结伴同行”。最典型的病理现象是这样的：两侧卵巢同时有巧克力囊肿，左右两个囊肿面对面“相互拥抱”，躲藏在增大的如球形的子宫后面，即“子宫直肠陷凹（道格拉斯陷凹）”。临床资料统计显示，腺肌症合并卵巢巧克力囊肿的发生率在50%～70%。患者也常常叹息“真倒霉，子宫坏了，卵巢还有囊肿！”。那么，为什么子宫腺肌症和卵巢巧克力囊肿如此“相亲相爱”“结伴同行”呢？

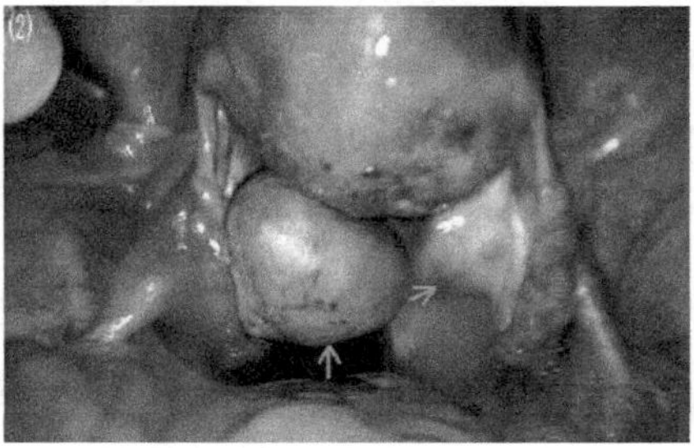

原因十分简单，因为子宫腺肌症和卵巢巧克力囊肿本来就是同一种疾病，医学上统称为子宫内膜异位症（简称

内异症）。内异症病灶生长在子宫上称为子宫腺肌症，生长在卵巢上则称为卵巢内异症，长大了就是“卵巢巧克力囊肿”。

生理月经周期

大家知道，育龄女性的主要生理特征就是每个月能够来一次月经，每次月经期，子宫内膜像更换“内衣”全部脱落，脱落的子宫内膜随着少量血液，经过宫颈—阴道排出体外，即月经。这是正常的生理现象。

子宫腺肌症病理

然而，女性每次来月经的时候，子宫内膜并不是那么听话，整整齐齐，全部脱落；部分女性有时候出现“子宫内膜不完全脱落”现象，这些没有脱落的子宫内膜，保留潜在的活性；不仅“死里逃生”，而且在一定条件下可以沿着子宫肌层方向生长，侵袭性“逆生长”，内膜细胞往子宫肌层深处乱穿乱窜，四通八达“打洞”生长，月复一月，把整个子宫变成“蚂蚁窝”；不仅如此，侵入到子宫肌层的子宫内膜和正常的内膜有类似的特征，每次月经期同样发生脱落、出血，类似“月经”；但是这种“月经”就不能顺流排出体外，只能在“蚂蚁洞”/“蚂蚁窝”沉积。以

“蚂蚁洞”为主，散在分布的称为“弥漫型腺肌症”。就这样，每个月生长—出血—沉积—疤痕化，不仅把子宫“撑大”，而且不断刺激子宫，发生痉挛性收缩疼痛（即痛经），随着时间的推移，病灶越来越多，痛经症状就越来越严重，患者出现典型的腺肌症痛经症状，痛经“继发性或进行性加剧”。

卵巢巧克力囊肿病理

女性每次来月经的时候，月经血并不都是规规矩矩“顺流而下”，经过宫颈—阴道排出体外，少量混合有脱落子宫内膜的月经血可以“逆流而上”，经输卵管“倒流”到盆腔，倒流到盆腔的子宫内膜像“种子”一样，在一定条件下“生根—发芽—生长”，随着每次月经周期“脱落—出血”，月复一月，经血积聚在卵巢内，慢慢形成囊肿。囊内含有暗褐色黏糊状陈旧血，状似巧克力，因此称为“卵巢巧克力囊肿”。

第 4 章

卵巢系列

32. 卵巢的岁月留痕

从呱呱坠地那一天开始，女性将经历天真烂漫的童年期，青涩的青春期，温柔美丽的生育期，直到慈祥和蔼的老年期。殊不知，伴随着女性一生的形体变化，卵巢——女性的性腺器官也在同步发生变化。在女性生命的每一个时期，卵巢都会留下岁月的痕迹。为了便于理解和记忆，我们可以按照女性卵巢功能变化，简单地把卵巢经历的周期划分为 6 个 10 年。

儿童期（第 1 个 10 年）

从出生第 4 周开始，到 10～12 岁，卵巢受到垂体促性腺激素的影响慢慢长大，并开始分泌雌激素，刺激子宫、乳房等性腺器官发育。友情提醒：这个时期来月经属于“性早熟”，要到医院就诊。

青春期（第 2 个 10 年）

从月经初潮开始到生殖器官发育成熟，一般也要历时

10年左右（10～19岁）。以月经来潮为标志，卵巢体积增大，卵泡生长发育，性激素分泌逐步增加，形成稳定的周期性变化模式。同时，子宫（第一性征器官）形态发育成熟，子宫内膜开始生长；生殖器官以外的组织器官，如乳房、皮下脂肪等，也在雌激素的刺激下开始发育，呈现女性形体特征。女性皮下脂肪“天生丽质”，但是，要警惕女性脂肪可能关联一些妇科疾病。开始阶段（一般为2年左右）多数为无排卵月经周期，即卵巢中有卵泡发育，但是不能发育为成熟卵泡，也不能正常排卵，所以月经周期也不规律；之后，随着卵泡发育成熟、排卵，形成规律的月经周期。友情提醒：18岁没有来月经的“原发性闭经”的女孩要注意哦，一定要到医院检查，避免延误诊疗，常见原因包括处女膜闭锁、子宫畸形、卵巢功能异常、低体重闭经（时尚女孩忌食追求“骨感美”）等。

生育期（第3、4、5个10年）

女性的生育期为18～48岁，历时30年左右。该阶段卵巢发育成熟，功能处于稳定状态：从卵泡生长、排卵，到黄体形成、萎缩，最后月经来潮，完成一个月经周期。发育成熟的卵巢为扁圆形，体积约2 cm × 3 cm × 4 cm。人们日常关注最多，也是发病率最高的就是生育期的卵巢。我们还可以把30年生育期大致分成3个阶段：第一个10

年（20～30 岁）为生育高峰期，第二个 10 年（30～40 岁）为生育平台期，第三个 10 年（40～50 岁）为生育低峰期。在整个生育期，女性卵巢功能从旺盛的高峰状态慢慢减退，并逐步过渡到更年期。友情提醒：细心的女性可以发现，随着年龄增大，月经周期也在慢慢缩短，比如从原来的 30 天，变成 28 天，再到 25 天左右，周期缩短是卵巢功能减退的一个迹象。

更年期（第 6 个 10 年）

更年期，也称围绝经期，时间长短不一，从几年到十几年，因人而异。更年期可以分为 3 个时期：绝经前期、绝经期、绝经后期。我国女性绝经平均年龄为 50 岁，44～54 岁占 80%。女性进入更年期，卵巢功能衰退，卵泡耗竭，性征器官（子宫、卵巢、乳房等）开始萎缩；随着逐步进入老年期（60 岁后），雌激素水平继续下降，性征器官萎缩。

友情提醒：更年期卵巢功能慢慢关闭，体内激素［如卵泡刺激素（FSH）］会出现波动，可能导致“潮热”等更年期反应，也是子宫和卵巢病变的风险因素之一，与子宫内膜癌、卵巢癌等有一定关联。

33. 卵巢周期的秘密

卵巢是女性性腺器官，肩负着两个重要的生理功能，关系到人类生殖和女性生理。卵巢的生理活动特征是：具有周期性，如同时钟一般。卵巢的时钟从卵泡期开始启动到月经期结束，为一个周期。卵巢时钟的周期不是一天 24 小时，而是一个月 28 天，中间第 14～15 天为排卵期（半时提醒敲钟一次），最后月经来潮（整点报时一次）。一个周期结束，新的周期又启动，周而复始。一个排卵周期，卵巢主要有两件事要完成：一是产生卵子，二是制造和分泌性激素。卵巢产生卵子和分泌性激素的过程是同步的、协同进行的。雌激素和孕激素的主要作用靶

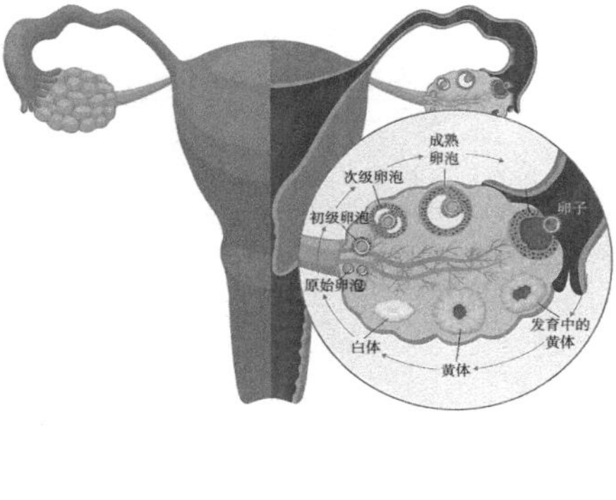

器官就是子宫内膜、乳房，雌激素主要刺激子宫内膜生长（当春乃发生），孕激素主要使子宫内膜进入分泌期（雨露滋润，土地肥沃）；没有雌孕激素的作用子宫内膜无法生长。

卵泡的生长和发育在胚胎时期就已经开始，新生儿出生的时候有 100 万～200 万个卵泡，之后大量卵泡自行退化，成为闭锁卵泡。女性一生中只有 400～500 个卵泡能够发育成熟并排出卵子。女性的一个月经周期分为以下 4 个时期。

（1）卵泡期：月经的第 1 天到第 14 天（月经来潮记为第 1 天）。每个月经周期可以有数个卵泡同时发育，由原始卵泡发育为成熟卵泡，但是只有一个卵泡能够发育成熟并排卵，其余卵泡退化闭锁。发育成熟的卵泡直径约 2 cm。随着卵泡发育，卵泡颗粒细胞及卵泡膜细胞开始分泌雌激素，并逐步增加，在排卵前期雌激素分泌达到高峰，形成雌激素峰值。

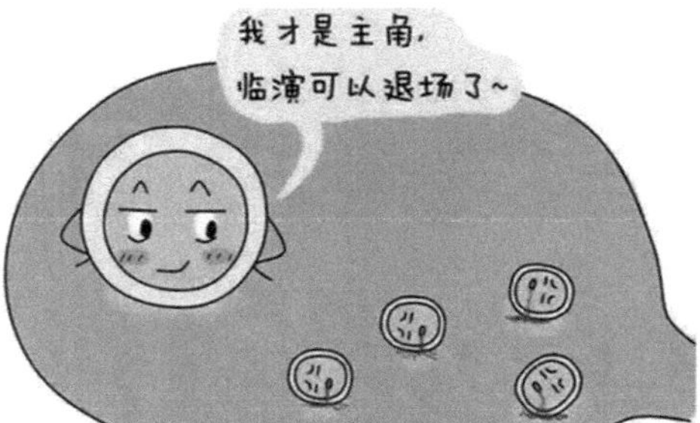

（2）排卵期：月经第 15 天，成熟的卵泡破裂排出。在雌激素峰值的正反馈刺激作用下，人体下丘脑分泌促性腺激素释放激素（GnRH），刺激垂体分泌卵泡刺激素 / 黄体生成素（FSH/LH），在排卵前夕达到峰值，在 FSH 的刺激下，卵泡破裂，卵子排出。友情提醒：排卵后雌激素出现下降，少数女性可以出现少量的阴道流血，即“排卵期出血”，甚至出现一过性下腹痛，即“排卵痛”。

（3）黄体期：月经第 16 天到第 28 天，卵子排出后原来的卵泡腔塌陷，形成血体，血体逐步发育形成黄体，至第 21 天成熟（达到顶峰），之后黄体开始退化，到第 28 天萎缩，变成白体。黄体颗粒细胞可以分泌雌激素、孕激素。雌激素分泌从卵泡发育开始增加，排卵前期达到高峰，排卵后下降，到黄体成熟期又升高，形成第二个峰值，但是低于第一个峰值，黄体萎缩雌激素迅速下降。黄体分泌雌激素的同时也分泌孕激素，孕激素的分泌随着黄体发育逐步升高，黄体发育成熟，孕激素分泌达到高峰；之后，随着黄体萎缩，孕激素分泌下降。

（4）月经期：卵泡从发育到排卵，排卵后形成血体—黄体—白体。与此同时，雌激素、孕激素分泌出现波峰，最后两者同步突然下降（撤退），月经来潮。如果没有受孕，卵巢就进入下一个周期。从上述雌激素和孕激素分泌规律，我们知道，在一个月经周期中雌激素有两次分泌高峰，第一次由卵泡发育产生，第二次由黄体成熟产生，而孕激素只有一个高峰，由成熟黄体产生；虽然两种激素分泌曲线不同，但是同步下降，同时撤退，这是导致子宫内膜剥脱，月经来潮的基础。友情提醒：经期卫生保健很重要，注意防止“病从口入”。

34. 卵巢激素的周期

月经周期的发生和循环，背后是卵巢激素的周期性活动。那么卵巢激素的周期又是如何调节和控制的呢？

卵巢激素的周期变化是被动进行的，它受控于女性大脑中的下丘脑和垂体。下丘脑和垂体是大脑深处的一个功能区域，依靠分泌各种不同的内分泌激素，负责人体各种情绪变化、生物钟节律和内分泌激素的调控等。医学上称之为下丘脑—垂体—卵巢轴。我们可以把下丘脑和垂体比喻为卵巢周期时钟的发条，是时钟启动、持续、变化的原动力。那么，下丘脑—垂体—卵巢之间又是如何联系？如何协同工作的呢？

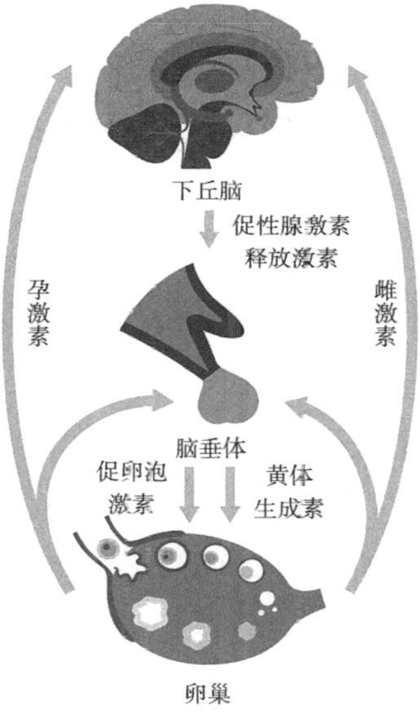

在人体的下丘脑—垂体—卵巢轴之间，各个部件之间仿佛有一根快速传递信

息的信号线串联着，好比现代通信的光缆。各部件分泌的各种不同激素就是信号传递的信使，好比光缆里面的光子。

下丘脑的主要任务是分泌一种激素：促性腺激素释放激素（GnRH），激素传递到垂体，刺激垂体分泌两种激素：卵泡刺激素和黄体生成素（FSH 和 LH），这两种激素又通过血液到达并刺激卵巢，促进卵泡生长、发育、成熟、排卵、黄体发育、成熟。就这样，下丘脑、垂体、卵巢完成一次自上而下的正向级联工作。然而，要完成一个周而复始的循环工作，只有正向作用是不行的，必须有一条反馈作用的线路。卵巢分泌的雌激素也可以反馈作用于下丘脑和垂体，帮助下丘脑和垂体调控相关激素（GnRH、FSH、LH）的分泌量，这样就构成了一个封闭的循环回路，这个周期就可以不断循环下去。如果说卵巢周期是一个生命的时钟，那么，这个时钟是不用人工上发条，是全自动的，周而复始！

如果把下丘脑—垂体—卵巢轴的工作模式比喻为日常使用的手机通信，那么各个器官的功能如下。

【下丘脑——通信中心】发出一条微信给垂体（你好，上班了！）

【垂体——通信基站】收到信息并转发给卵巢（你好，上班了！），同时还要回复下丘脑（知道了，信息已经转发了）。

【卵巢——手机】接到信息并开始工作，同时要回复下丘脑和垂体（已经上班工作了）。

【信息反馈与调控】下丘脑和垂体通过卵巢的反馈信息，监控卵巢工作情况，根据卵巢的工作量。继续传递二次信息（加油干，快点！）或者（够了！休息一下）。

【信号受阻与卵巢功能失调】通信信号受阻（没信号、信号干扰、信号掉链），通信设备无法正常工作，甚至整个系统崩溃。临床上，各种类型的功能性子宫出血就是这样的情况，即下丘脑、垂体、卵巢的某一环节功能失调，下丘脑—垂体—卵巢轴无法正常工作，卵巢周期紊乱、功能失调，进一步就发生功能性子宫出血或闭经！

下丘脑—垂体—卵巢轴的工作模式还可以比喻为军队指挥打仗。

【下丘脑——司令部】下达战斗命令给垂体。

【垂体——参谋部】接收司令部命令，制定具体作战方案，发送到前线指挥部。

【卵巢——前线指挥部】接收到战斗命令，发起战争（主战场：子宫内膜、乳房等靶器官）；同时，及时向参谋部和司令部反馈战斗情况。

【战况反馈与调控】司令部和参谋部根据前期指挥部的战况报告，发出二次命令（继续战斗！冲锋！或战斗结束，撤退！）。就这样，3 个指挥部，1 个主战场，相互协调，有序调控，完成一个又一个的作战任务。人体的内分泌调控系统就是这么巧妙！

通过对卵巢周期或月经周期及其调控机制的了解，就不难理解一些临床现象了。为什么女性遇到精神紧张、熬夜、失眠、情绪变化、中考及高考等情况会产生心理精神问题，月经可能发生异常，其主要原因就是以上问题诱发情绪变化，影响了下丘脑、垂体的生理功能。

35. 青春期的烦恼——青春期功血

“池塘边的榕树上，知了在声声地叫着夏天，操场边的秋千上，只有蝴蝶儿停在上面，黑板上老师的粉笔，还在拼命唧唧喳喳写个不停，等待着下课，等待着放学，等待游戏的童年……”这首罗大佑的《童年》唱出了“豆蔻年华，青春作伴”的校园场景。

可是，有些女孩（多见于初高中，年龄12～18岁）就没有那么幸福，因“恼人的春风”失去了校园的青春快乐。为什么呢？原来是青春期功能性子宫出血在搞怪！

青春期功能性子宫出血简称青春期功血，属于功能失调性子宫出血病（功血）的一种，根本的原因是神经内分泌失调，以及下丘脑—垂体—卵巢轴发育成熟不全或延迟。在垂体卵泡刺激素（FSH）的作用下，卵泡发育分泌雌激素，引发雌激素高峰。但部分青春期女性垂体对雌激素尚不敏感，垂体未分泌足量的黄体生成素（LH），导致体内缺乏排卵所必需的LH的高峰。因此卵巢中虽有卵泡发育但不能排卵，青春期功血因此也被称为“无排卵性功血”。在卵巢雌激素和孕激素的这种变化背景下，青春期女性子宫内膜的生长和剥离就出现异常，内膜出现不规则生长、不规则剥落。

青春期功血临床表现为无规律子宫出血，血量时多时少，或突然增多，月经周期紊乱，严重者可持续数月不止。失血过多可引起贫血，出现头晕、心慌、气短、乏力、水肿、食欲不振等现象。到医院检查，体格发育基本正常，B 超检查生殖器发育良好，子宫大小基本正常，双侧卵巢可以对称性地轻度增大，基础体温为单相型。如果抽血检查体内激素，可以发现患者血 LH 及 FSH 出血前 14 天左右无峰值，雌二醇保持无波动的水平，血孕酮值很低或不能测出。有时候合并甲状腺功能异常（甲状腺相关激素 T_3、T_4、TSH 测定值异常），少数还合并肾上腺皮质相关激素异常（雄激素或相关代谢产物升高）。

那么，遇到这种情况该怎么办呢？一句话，防治兼顾。

（1）正确地认识青春期功血：①普及青春期卫生知识，少女一般 13～16 岁来月经，多数初潮后很快建立正常月经周期，少数女性由于内分泌功能尚未完全成熟，可能出现月经紊乱现象。②精神过度紧张、劳累、营养不良等可诱发内分泌紊乱。青春期少女一定要安排好学习和生活，注意劳逸结合，锻炼身体，增强体质，保证足够的营养摄入。③预防感染，注意经期卫生。

（2）中医调理：对于一些出血不多的患者，首先推荐中医调理。青春期功血在中医辨证论治上大致可以分为以下几型：①脾肾阳虚——健脾温肾调经；②肝肾阴虚——滋阴补肾调经；③肾虚肝郁——益肾疏肝调经。一些常见的中成药，如乌鸡白凤丸（脾肾两虚）、右归丸（脾肾阳虚）、左归丸（肝肾阴虚）等深受患者家长喜欢，但中医讲究一人一方，使用中药调理必须找专业的中医医师辨证论治，随便使用中成药有时候效果不佳。

（3）西医治疗：出血量较大，引起严重贫血的患者，建议使用激素治疗。治疗原则是快速止血、恢复排卵功能，同时纠正贫血。①最常用的激素是雌激素（苯甲酸雌二醇/己烯雌酚/炔雌醇等）+孕激素（黄体酮/安宫黄体酮等）序贯治疗。②纠正贫血，严重贫血患者可以直接输血，适当补充铁剂（右旋糖酐铁）。③恢复或建立正常的排卵月经是治疗青春期功血的根本，常用氯米芬（克罗米芬）促排卵。友情提醒：西药治疗一定要在专业医师指导下进行。

36. 现代女性的卵巢经历着什么

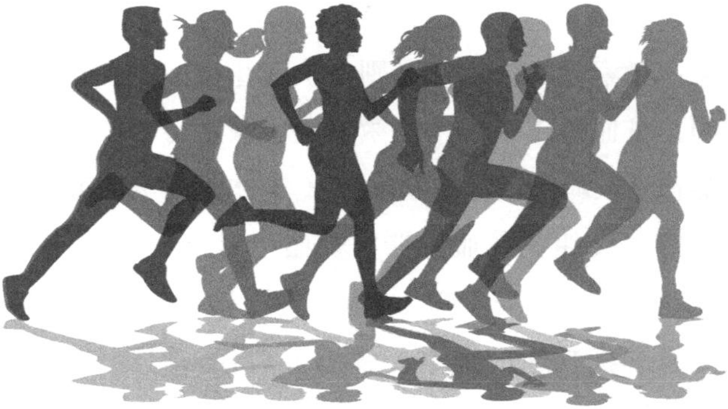

现代女性的卵巢必须完成一场现代马拉松运动，这是一种无奈的选择。为什么这么比喻呢？我们知道，现代女性的生育模式已发生改变，多数家庭选择生育一胎；生育后有些女性考虑工作或身体因素，选择缩短或取消哺乳期；还有一些“丁克”家庭，一胎也不要。

那么卵巢功能和生育模式又有什么关系呢？要知道，女性一旦怀孕，妊娠期加上哺乳期一般可达 20 个月。在妊娠期和哺乳期，在胎盘激素和垂体泌乳素的作用下，人体的卵巢功能基本处于休眠状态，女性在此期间也没有月经

（妊娠期、哺乳期闭经），卵巢可以得到充分的休息。从这个角度看，多生育一胎，卵巢就多休息一次。这一点现代女性就难以做到了，如果不妊娠，没有哺乳，卵巢就必须周而复始一直工作。

现在我们就明白了，假如在 25 岁时结婚受孕，生育一胎，并完成正常哺乳，那么，卵巢从月经初潮那一天开始起跑，卵巢每个月跑一圈，需要坚持十几年；然后获得 2 年左右短暂的休息，在接下去的日子里，卵巢又继续长跑，一直到绝经期，要坚持跑 25 年以上。如果放弃哺乳，那么卵巢的休整时间只有 10 个月；如果选择不生育，那么卵巢必须完成 40 多年的长跑。

回顾我们父母一辈，她们多数生育多胎，兄弟姐妹成群的家庭不在少数，从这个角度看，她们的卵巢得到了多次休息。而现代女性难以做到多胎生育了，那么，卵巢也只能无奈地选择一次马拉松运动了。卵巢在跑马拉松的过程中很容易出现故障，轻则月经异常、紊乱，重则可能诱发子宫疾病（子宫肌瘤、子宫内膜异位症），或乳腺疾病（乳腺小叶增生）。

37. 女性的骨感美——时尚的误导

一些青春期或 20 岁左右的年轻女性，担心肥胖，追求体型美，常常采取一些不健康的、不科学的极端方法，“强制性”控制自己的饮食，甚至禁食，或者采用“暴力式”减肥方案（如腹泻），来控制自己的体重，追求“理想”的体型，甚至迷恋“骨感美”。殊不知，过分地限制饮食、不进食，导致体重极度降低，会影响下丘脑功能，最终导致下丘脑功能衰退，影响下丘脑、垂体和卵巢的功能，轻则发生闭经、性功能障碍，重则影响甲状腺和肾上腺功能体系，导致泌尿系统、内分泌系统、骨骼系统、血液系统的严重并发症，最后可能发生全身性营养不良，恶病质，甚至危及生命。医学上把这种闭经称为低体重（厌食症）性闭经，属于功能性下丘脑性闭经。

此外，还有一种功能性下丘脑性闭经，医学上称之为“运动性闭经”。常见于女性运动员，由于长时间参加剧烈的体育训练或比赛，使下丘脑—垂体功能出现异常，引起月经初潮推迟或出现暂时的月经紊乱以至闭经。长跑运动员、芭蕾舞演员的发病率较高。

38. 垂体微腺瘤是怎么回事

大家都知道，女性在妊娠期和哺乳期是不会来月经的，医学上称之为妊娠期或哺乳期生理性闭经。这种生理现象的背后隐藏着什么故事呢？实际上，在女性月经周期变化的过程中，垂体（地面基站）在分泌促性腺激素（FSH/LH）的同时，背后还有一个小“配角”激素，称为泌乳素（PRL）。分娩后，垂体大量分泌泌乳素，乳房开始产乳 / 泌乳（妊娠期的胎盘也能够分泌大量的胎盘泌乳素，主要是促进乳房发育）。泌乳素能够抑制卵巢功能，使得卵巢处于“休眠”状态。这就是妊娠期或哺乳期生理性闭经的原因。

其实，在非妊娠和哺乳状态下，女性整个月经周期中，也有少量的呈周期变化的泌乳素分泌，但是不会影响月经周期。此外，女性在睡眠（凌晨 2～6 点）、卵泡晚期、黄体期、饥饿、低血糖、运动、应激、性高潮时，泌乳素也可以出现一过性的升高。

妇科内分泌门诊常常会遇到一些闭经的患者，这些患者的血清泌乳素升高（≥ 25 μg/L），卵巢功能受抑制。我们把这种非妊娠期或哺乳期女性泌乳素升高称为“高泌乳素血症”。

由于泌乳素的干扰和卵巢功能受抑制，患者刚开始的时候出现月经失调，表现为月经周期延长几周或几个月、经量也相对减少（月经稀发），最后卵巢功能完全受抑制，出现闭经；与此同时，患者会有少量溢乳现象，轻轻挤压乳头可以看到少量清亮的分泌物。少数患者还可能出现性功能异常、头昏、眼花、视物模糊等症状。到医院做B超检查还可以见到卵巢和子宫体积轻度缩小。做血液学检查除了泌乳素升高外，雌二醇（E2）、孕酮（P）降低，而睾酮（T）可能升高。甲状腺功能检查可见促甲状腺激素（TSH）升高，而甲状腺素（T_3、T_4）降低。肾上腺功能以及胰岛素、血糖检查有时也有异常。

那么，是什么原因造成了高泌乳素血症呢？常见的原因是垂体肿瘤（微腺瘤），脑部MRI或CT检查可以发现部分患者存在垂体微腺瘤。脑子里长肿瘤，乍一听很可怕。其实，不要有过多的担心，因为垂体微腺瘤属于良性，是一种功能性的肿瘤。只要使用药物抑制泌乳素分泌就可以抑制肿瘤生长，临床上常用的药物是溴隐亭。溴隐亭是多巴胺受体激动剂，能够很好地抑制泌乳素的合成和释放，并直接作用于垂体肿瘤，遏制肿瘤生长，是垂体腺瘤的首选药物。溴隐亭可以解除泌乳素对卵巢功能的抑制，使卵泡恢复生长发育并排卵，获得妊娠。部分患者获得妊娠后，担心药物对胎儿的影响而立即停服溴隐亭，这样很容易引起流产，因为高泌乳素对于黄体功能也同样有抑制作用。一般情况下，建议使用溴隐亭至妊娠3个月为宜。治疗后患者月经周期恢复、内分泌激素检查正常、垂体肿瘤缩小为有效。

值得指出的是，除了垂体肿瘤，以下一些情况也可以引起泌乳素分泌增加：①脑部其他类型的肿瘤，如生长激素瘤、肾上腺激素瘤、多功能腺瘤；②空泡蝶鞍综合征、咽鼓管瘤、神经胶质瘤等；③脑膜炎、脑外伤手术、精神创伤；④继发性甲状腺功能减退症、桥本甲状腺炎；⑤多囊卵巢综合征；⑥使用药物，如胰岛素、避孕药、吗啡、多巴胺抑制剂、胃酸抑制剂等。

39. 卵巢未老先衰

卵巢功能与女性的形体密切相关，卵巢功能过早衰退，往往意味着女性“未老先衰”。女性不满 40 岁出现卵巢功能衰退，出现更年期症状，医学上称之为卵巢功能性早衰。

女性卵巢早衰的常见原因有工作压力大、精神状态不佳、生活习惯不良、环境因素、遗传因素等。

卵巢功能衰竭的临床表现包括持续性闭经、潮热多汗、性器官萎缩、阴道干燥、性欲下降、情绪异常（烦躁不安、抑郁淡漠）、失眠多梦等更年期症状。年轻女性一旦出现更年期症状，应尽早到医院做性激素检测，发现卵泡刺激素（FSH）异常升高，雌激素降低，提示卵巢功能衰退。

如何治疗卵巢功能早衰呢？下面介绍一些卵巢功能保养的方法和建议。

（1）提倡母乳喂养。女性妊娠期和哺乳期是卵巢最好的生理性休息期。在哺乳期，垂体会分泌大量的泌乳素（PRL），泌乳素能够直接抑制卵巢功能，抑制卵泡生长发育，使卵巢“休眠”，让卵巢获得很好的休息。友情提醒：现代都市女性因为工作的原因或者担心产后体形变化，往往放弃哺乳或者缩短哺乳期，这等于缩短了卵巢休息时间，对卵巢健康而言是一种不明智的、“得不偿失”的选择。

（2）合理使用短效避孕药，让你的卵巢“打个盹”。市面多数短效避孕药的成分是小剂量的雌激素和孕激素［炔雌醇环丙孕酮片（达英35）、去氧孕烯炔雌醇片（妈富隆）、屈螺酮炔雌醇片（优思明）］。育龄女性可以考虑选择性使用避孕药，比如每年使用3个月，或者隔年使用6个月等方案。避孕药就像“安眠药”，可以让你的卵巢“打个盹”，休息一下。友情提醒：用药前后应该到医院检查，明确是否有不适合使用避孕药的病症，用药期间如果出现异常现象，如阴道不规则出血等，也应该咨询医师。

（3）不良生活习惯和工作习惯是卵巢的天敌。要养成不吸烟，减少被动吸烟；少喝酒，不酗酒；注意休息和睡眠时间，不熬夜，起居有常，睡眠充足，劳逸结合，生活规律；适当运动，锻炼身体等好习惯。友情提醒：不良生活习惯将影响下丘脑和垂体，是卵巢的天敌。

（4）避免精神和心理因素影响，学会放松自己。精神紧张、郁郁寡欢、心理冲突等因素都将影响下丘脑和垂体的正常工作，直接影响女性内分泌功能和卵巢功能，导致所谓的“压力性月经紊乱”。友情提醒：现代白领女性由于工作和生活的压力大，常常影响精神和心理，导致“压力性月经紊乱”，应该学会调节精神和心理的方法。

（5）中医中药与卵巢保健。中医中药在卵巢功能调养、月经异常及更年期综合征的防治方面具有十分重要的作用。乌鸡白凤丸、逍遥丸、六味地黄丸等是常用的中成药制剂。选择中成药也要注意适应证，建议请中医科医师指导适当使用，调节月经或卵巢功能。友情提醒：选择中药前，先到正规医院诊治，切忌“千人一方，万人一丸”。

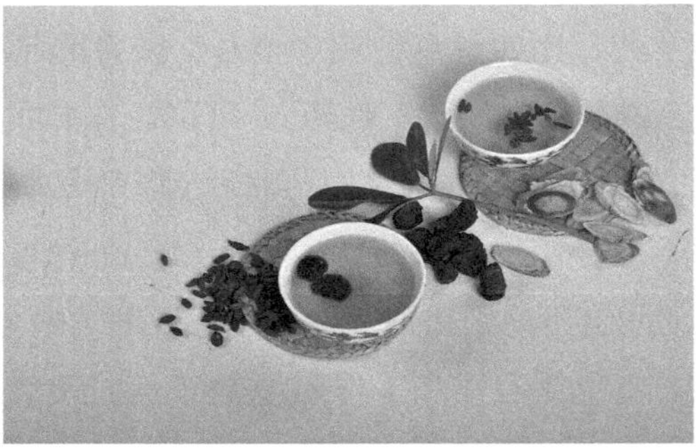

（6）警惕不当养生。当下“中国式养生”铺天盖地。市面上出现不少与卵巢保养有关的“保健品”“美容产品”或“卵巢保养”“卵巢按摩”等项目。友情提醒：女性朋友切不可过分依赖“保健品”，同时，要慎重选择所谓的“卵巢保养”，不当的雌激素补充和不良保健行为，可能产生很大的负面作用。

40. 多囊卵巢的秘密

妇科内分泌诊室常常见到“女汉子”形象的小女孩：虎背熊腰，肥胖，浓眉大眼，毛发粗黑，手臂、小腿汗毛多重，面颊、鼻尖毛孔粗大且“黑头”多，痤疮多，皮肤油脂多，隐隐约约还看得见唇毛“胡须”，典型的“女汉子”形象。当然，女孩就诊的主要原因是“闭经”或“不孕”。这又是怎么回事呢？

这其实是年轻女性常见的内分泌疾病，临床上称之为多囊卵巢综合征（PCOS），多见于年轻育龄期女性，是一种高雄激素血症、排卵障碍、糖代谢异常并存的内分泌紊乱综合征，突出的临床表现就是出现男性化综合征。无疑，PCOS 重创了爱美年轻女性的心理。那么，PCOS 是什么原因引起的？又该如何防治呢？

发病机制：卵巢穿上了“皮夹克”

PCOS 的确切病因不详，常涉及多个环节的内分泌和代谢异常，如垂体促性腺激素分泌失调、卵巢类固醇合成酶系统功能缺陷、肾上腺皮质功能紊乱、胰岛素抵抗、糖代谢异常等。

PCOS 患者卵巢皮质发生纤维性增厚、硬化，就好像给卵巢穿上了一件坚固的“皮夹克”，并由此引起卵泡发育及排卵异常。患者每个月经周期两侧卵巢有多个卵泡同步发育，但是都不能发育成熟，也不能排卵；肉眼观察或 B 超检查可见卵巢内部有多个大小不一的小囊肿（长径不足 10 mm）。这也是多囊卵巢的名字由来。

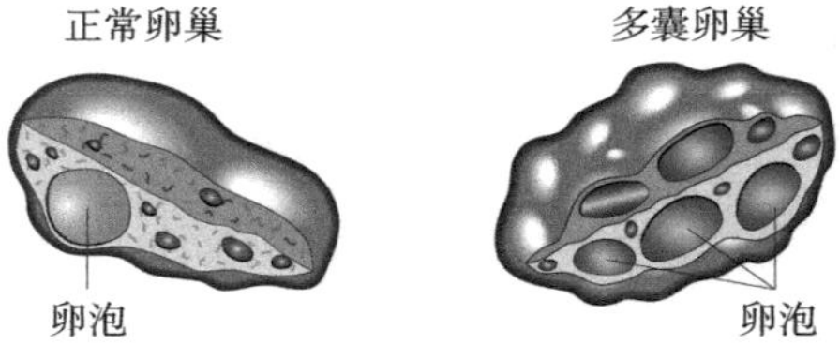

临床表现：女孩美丽出现“故障”

（1）月经稀少与闭经：①月经周期延长，延长几周至数月，最后发展为闭经；②经期缩短，每次月经期只有 1～2 天，最后闭经；③月经量减少，最后闭经。

（2）不孕：75% 的患者为原发不孕，由卵泡发育和排卵异常引起。

（3）肥胖，体重增加：半数患者“虎背熊腰”，与雄激素水平过高有关。

（4）男性化形体：70% 的患者出现男性化形体，原因是雄激素分泌过多。患者毛发粗黑，浓眉大眼，手臂、小腿部位汗毛重，出现胡须、痤疮，皮肤油脂分泌增加，面颊部见粗大毛孔“黑头”。

治疗：帮助卵泡“破茧而出”

节食、减肥、运动等可以作为 PCOS 的辅助治疗，目前，临床治疗 PCOS 的主要方法如下。

（1）激素替代人工月经周期：常用短效避孕药（妈富隆、达英 35），也可以采用雌激素 + 孕激素序贯疗法。

（2）药物促排卵：常用药物有克罗米芬、绒毛膜促性腺激素（HCG）、人绝经期促性腺激素（HMG）。

（3）中药治疗：多囊卵巢综合征证属真阴不足，火热煎熬，炼液成痰。滋水益肾汤常用于治疗 PCOS。

（4）手术促排卵治疗：药物治疗 3～6 个月无效者可以选择手术治疗。手术方式为腹腔镜卵巢打孔术，或腹腔镜部分皮质切除术（卵巢楔形切除术）。该手术通过卸下卵巢表面坚固的“盔甲”，达到恢复卵巢排卵的目的。多数患者手术后即可恢复正常排卵。如果需要尽可能早受孕，术后可以加用促排卵药物。

41. 雌激素与女性衰老

爱美之心人皆有之，女性更加。20 世纪 70 年代，美国出了一本书，书名就是《青春永驻》。主要内容是介绍和阐述卵巢分泌的雌激素与女性衰老的关系，书中认为雌激素能够让女性更加年轻，可以预防女性衰老。由此揭开了一场轰轰烈烈的雌激素补充替代预防衰老的医学事件。到 20 世纪 80～90 年代，这些理念在国内兴起，主题是雌激素防止骨质疏松，预防衰老。许多都市中年女性和更年期女性接受了这些理念，并选择了雌激素补充替代治疗。各种各样的雌激素产品以及补充替代方案应运而生，究其缘由，就是女性都希望自己更加漂亮，更加年轻，“青春永驻”。

雌激素是卵巢分泌的主要性激素，主要靶器官（效应器官）是子宫内膜和乳腺，对于第二性征的发育和维持至关重要；对于维护骨骼健康、防止骨质丢失也有重要的作用。雌激素降低到一定程度，女性就出现闭经，乳房萎缩下垂，久之骨质疏松（钙质丢失），出现衰老征象，脊柱开始弯曲（驼背含胸），下颌骨萎缩（扁嘴），皮肤松弛、出现皱纹。研究表明，雌激素除了能够延缓绝经、缓解更年期症状、防止骨质疏松外，对心血管疾病和脑血管疾病的发生也有明显的预防作用，如高血压、冠心病、心肌梗死、脑梗死等。

然而，世上没有免费的午餐，补充雌激素也可能增加其他疾病的风险（如子宫内膜癌、乳腺癌、直肠癌等）。因此，补充雌激素一定要在医师指导下进行，并由医师设计推荐补充方案，用药期间应定期做妇科及乳房检查。

第 5 章

卵巢囊肿系列

42. 卵巢囊肿的分类

2019 年 11 月，主持人谢娜在节目中提及自己曾查出卵巢囊肿病变，并因此接受了手术治疗。2020 年 5 月 7 日，演员李楠因卵巢囊肿恶变，病情不断加重，医治无效，不幸离世。

这样的报道屡见不鲜，但很多人却对卵巢囊肿这一女性常见的疾病十分陌生。到底什么是卵巢囊肿？它有什么危害？会恶变吗？应该怎么治疗或者预防？下面就让我们一起来了解一下什么是卵巢囊肿。

卵巢囊肿是一个根据卵巢肿块结构命名的形态学名称。顾名思义，卵巢囊肿就是卵巢上生长的肿块，内部是液体

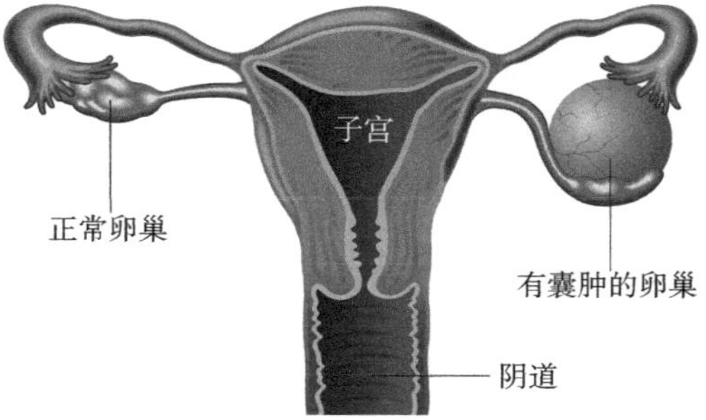

成分，整个肿块类似一个囊。

卵巢囊肿是常见的女性生殖器官疾病，以 20～60 岁的女性最为多见。卵巢囊肿的结构和性质比较复杂，而且变化多端，因此受到医师和患者的特别关注。

卵巢囊肿分为生理性和病理性两类。生理性囊肿包括卵泡囊肿和黄体囊肿。病理性囊肿又分赘生性和非赘生性，非赘生性的有子宫内膜异位症（卵巢巧克力囊肿）、多囊卵巢、炎性包块（卵巢脓肿、附件脓肿）等；赘生性卵巢囊肿，即肿瘤性质，又分良性、恶性和交界性。

43. 卵巢肿瘤的分类

近年来，卵巢肿瘤的发生呈现出年轻化的趋势。卵巢肿瘤的分类十分复杂，但又与其临床表现、治疗手段和预后息息相关。那么，卵巢肿瘤到底有哪些呢?

卵巢肿瘤的细胞组织学来源十分复杂，有体腔上皮组织、生殖细胞、特异性间质、非特异性间质等成分，这些组织成分都可以发生肿瘤。医学上按组织发生学不同将卵巢肿瘤分为 5 类。

（1）卵巢上皮性肿瘤。发生于胚胎时的体腔上皮，有浆液性、黏液性、子宫内膜样、透明细胞、移行细胞和浆黏液性肿瘤 5 类。临床上以浆液性囊腺瘤和黏液性囊腺瘤最为常见，它们又都分为良性和恶性。

（2）生殖细胞肿瘤。常见的有畸胎瘤、内胚窦瘤等。畸胎瘤有良性和恶性之分，良性的也称成熟畸胎瘤，恶性的也称未成熟畸胎瘤。内胚窦瘤均为恶性，多见于青少年。有患者认为畸胎瘤是一种畸胎受孕妊娠现象，也有患者认为畸胎瘤是从娘胎里带来的，这都是误解。畸胎瘤的本质是卵巢生殖细胞来源的一种肿瘤。

（3）性索间质肿瘤。这种肿瘤具有分泌性激素的能力，如颗粒细胞瘤等，他们与“功能性卵巢囊肿”有本质区别，功能性卵巢囊肿即生理性卵巢囊肿，非肿瘤性质。

（4）非特异性间质肿瘤。包括纤维瘤、平滑肌瘤等，这类肿瘤较少见。

（5）卵巢转移瘤。卵巢上的肿瘤并不都是原发性肿瘤，有一些是从其他肿瘤转移而来。有时候其他器官来源的肿瘤（原发肿瘤）没有被发现，卵巢肿瘤却出现了。临床上常见转移自胃肠道恶性肿瘤，也被称为库肯勃瘤。

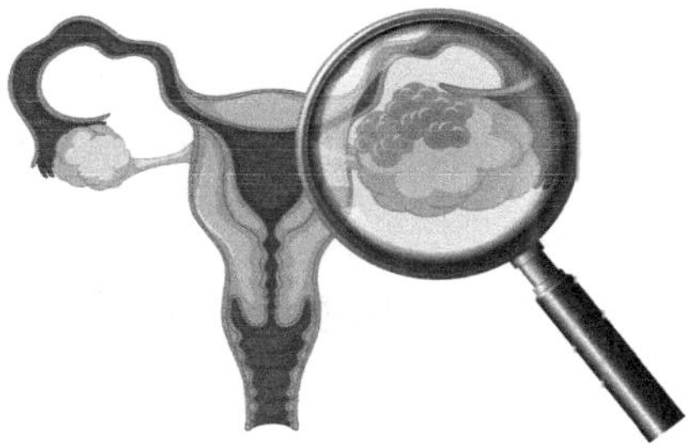

44. 良性卵巢囊肿

常见的良好卵巢囊肿包括功能性卵巢囊肿、卵巢巧克力囊肿、附件炎性包块，以及良性肿瘤性质的卵巢囊肿。

功能性卵巢囊肿

功能性卵巢囊肿也称生理性囊肿，是常见的囊肿，多数发生在育龄期妇女。

成年女性在一个月经周期中，卵巢内的卵泡发育长大（卵泡期），多数情况下只有一侧卵巢的一个卵泡能够发育长大成为优势卵泡，大约在月经中期（排卵期）优势卵泡最大直径达到 18～20 mm，然后卵泡膜破裂、卵子排出（排卵），卵泡壁塌陷并少量出血，形成卵巢血体，几天后颜色变成黄色，形成卵巢黄体，黄体存在的时间约十几天，黄体萎缩，月经立即来潮。如果该周期发生妊娠，那么黄体就不会萎缩，身体继续分泌孕激素以维持妊娠状态。

在月经周期中，可以发生一些异常现象。当卵泡长大形成优势卵泡，但是由于种种原因，卵泡不发生破裂、排

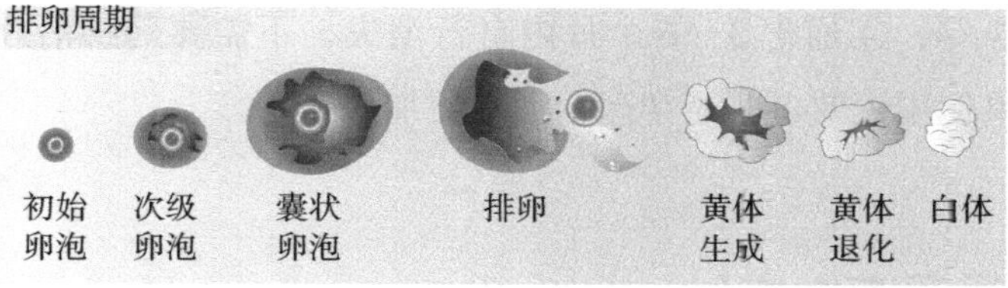

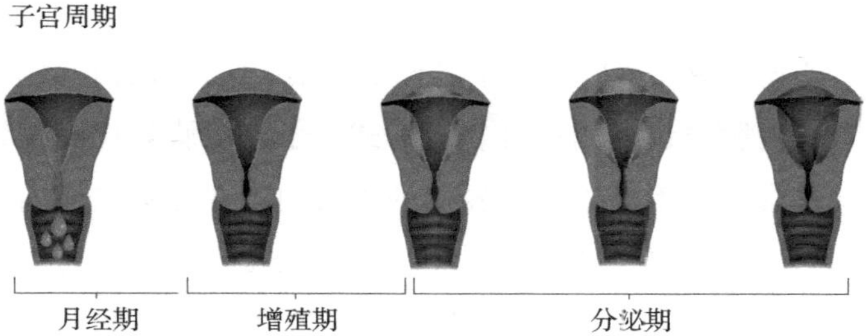

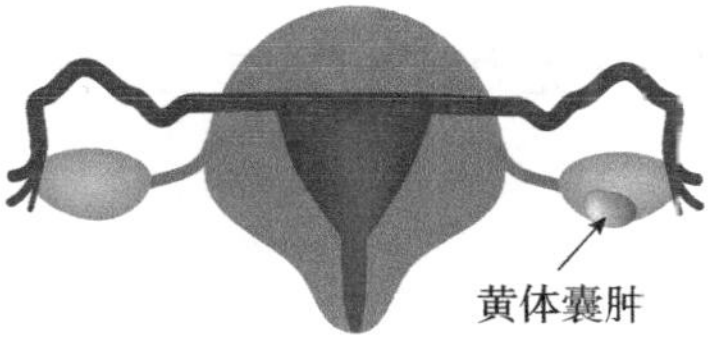

卵，而继续长大，这样就形成了一个“囊肿”，临床上称之为卵（滤）泡囊肿。当卵巢黄体不萎缩、继续生长，也可以形成“囊肿”，临床上称之为黄体囊肿（黄素囊肿），多见于早期妊娠状态。

生理性囊肿的共同特征是：①单纯囊性，囊壁光而薄，囊内液清稀，囊内分隔，大小一般不超过 5 cm；②边界清楚，活动性良好，与周围器官无粘连；③多数合并有月经异常，如月经周期延长（短暂闭经）、经期延长（淋漓不尽）等；④通常 3～6 个月内自行消失，不需要药物治疗，如果使用短效口服避孕药，消退更加快速。

卵巢巧克力囊肿

卵巢巧克力囊肿的学术名称是卵巢子宫内膜异位囊肿，是子宫内膜异位症的一种表现形式。子宫内膜异位症是育龄女性常见的疾病之一。异位的子宫内膜在卵巢皮质内生长，形成单个或多个囊肿，长径多在 5 cm 左右，大的有 10～20 cm。异位内膜能够随着月经周期发生周期性的出血，陈旧性血液聚集在囊内形成咖啡色黏稠液体，似巧克力样，因此得名“巧克力囊肿”。其主要特征如下。

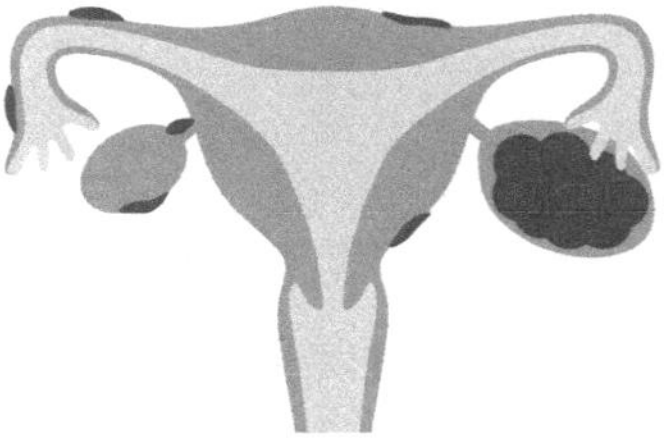

（1）最典型症状：继发性、进行性加剧的痛经。意思是以前没有痛经症状，现在有了，而且越来越重。

（2）性交痛和“里急后重”现象。当盆底腹膜尤其是子宫骶韧带有子宫内膜异位症病灶时，患者往往表现出性交痛和“里急后重”症状，即想大便，但又解不出。“里急后重”症状在月经期更加明显。

（3）不孕。子宫内膜异位症引起不孕的机制十分复杂，与排卵、受精、着床等各个环节都有一定的关系。

（4）变化多端。在前期囊肿会不断增大，当长大到一定程度时有可能发生不完全破裂并导致暂时缩小，之后又慢慢长大，这种现象称为“自限性”。

（5）与周围组织粘连、固定。这是巧克力囊肿比较突出的现象，与盆腔腹膜子宫内膜异位症以及囊肿不完全破裂等因素有关。

（6）部分患者双侧卵巢受累，表现为双侧卵巢囊肿。多数情况下两侧囊肿位于子宫后面，并且相互“吸引”，连接在一起，出现“对吻”现象。

（7）盆底腹膜有大小不等的结节。结节如黄豆、花生米、核桃样，质地很硬，做妇科检查触及结节时非常疼痛。

（8）B 超检查医师常用于描写巧克力囊肿的术语是：囊内见细密光点（血性物质的超声特点），分隔，混合性（囊实性），提示囊内不是单纯的液体。

（9）血液学检查常常见到 CA125 升高，但是一般不超过 200 IU/μL。CT、MRI 检查有助于诊断。

附件炎性包块

盆腔炎患者常常表现为卵巢脓肿、附件脓肿、输卵管积水，临床上称之为“炎性包块”。其主要特征如下。

（1）有盆腔炎病史，患者多数有慢性盆腔疼痛、腰酸背痛、盆腔下坠感、分泌物多等临床症状。

（2）包块大小可以发生变化，边界不规则、不清晰，与周边器官粘连、固定，常常双侧发生。

（3）消炎治疗或中药治疗有效。

良性肿瘤性质的卵巢囊肿

（1）上皮性囊肿：是卵巢最常见的良性肿瘤，有浆液性及黏液性之分。当囊肿的上皮细胞变化成类似宫颈管上皮细胞，就可以分泌黏液，即黏液性囊肿；当变化成类似输卵管上皮细胞，就可以分泌浆液，即浆液性囊肿。其主要特征如下：①多数患者无明显的临床症状。②随访过程中囊肿逐渐长大，不会自行消失。③超声波检查可见囊肿以单房或者多房（囊肿内部分隔）形式出现，边界完整、清楚，囊壁均匀、较薄，囊内液清稀，无细密光点。④需要手术治疗。

（2）生殖细胞肿瘤：成熟畸胎瘤是常见的良性生殖细胞肿瘤，其发生可能是由于胚胎时期的细胞分化出了问题。其主要特征如下：① B 超检查可以发现，多数畸胎瘤内部为囊性和实性结构混合存在，即囊实性或混合性，囊肿内部往往见有强光团。也就是说畸胎瘤的囊壁结构不均匀，囊肿内部成分密度不一，强光团往往是牙齿等骨质结构。②部分畸胎瘤为双侧性，因此医师在手术时会特别观察，甚至做对侧卵巢剖视。③手术标本可以看到囊肿内有毛发、牙齿、皮脂等组织。④由于畸胎瘤本身不会自行消失，还有可能不断长大，有 15% 的概率会造成卵巢扭转，需要手术治疗。

45. 卵巢囊肿的危害

卵巢囊肿的常见危害包括影响卵巢功能、导致不孕和引起相关并发症等。

影响卵巢功能

卵巢是女性激素分泌的主要腺体，卵巢囊肿可以影响卵巢的内分泌功能，患者往往表现为月经紊乱。

导致不孕

卵巢是卵子发育、成熟、排出的场所，卵巢皮质内有各个不同阶段的卵泡。卵巢囊肿可以破坏卵巢的结构和功能，干扰卵子的正常发育、成熟及排出，导致不孕。

生理性囊肿可以影响卵子生长发育，导致不孕。

性索—间质肿瘤能分泌多种性激素，例如分泌雌激素的颗粒细胞瘤、卵泡膜细胞瘤等，以及分泌男性激素的睾丸母细胞瘤，都可能引起内分泌紊乱或不排卵，导致不孕。

子宫内膜异位症（巧克力囊肿）、盆腔炎（附件脓肿、输卵管积水）除了影响卵子生长发育以外，常合并有盆腔粘连、输卵管粘连扭曲、卵巢实质破坏等，从而引起不孕。

引起相关并发症

很多疾病造成的严重后果不是因为其本身的原因，常常是因为并发症。卵巢囊肿也一样，会有一些严重的甚至是致命的并发症，应小心提防。卵巢囊肿有以下 4 个常见的并发症。

（1）卵巢囊肿蒂扭转：是常见妇科急腹症。多见于囊肿的蒂部较长、大小适中（5～6 cm）、活动度大，囊肿内部结构不匀称、重心偏向一侧，最典型的例子就是畸胎瘤。囊肿蒂扭转多发生在体位剧烈变动、妊娠早期或产后。

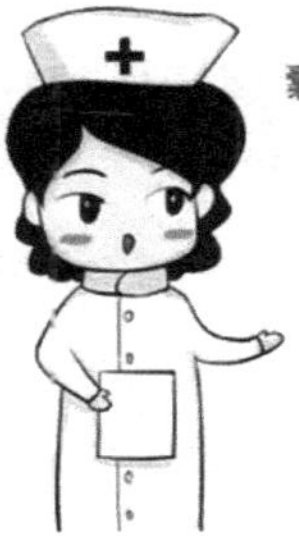

扭转后，囊肿静脉回流受阻，引起充血，局部组织呈紫褐色；进而可因动脉血流中断发生组织缺血坏死。扭转

时，患者表现为突发下腹剧烈疼痛，严重时可伴恶心、呕吐，体温升高，甚至休克。一经确诊，应立即手术。

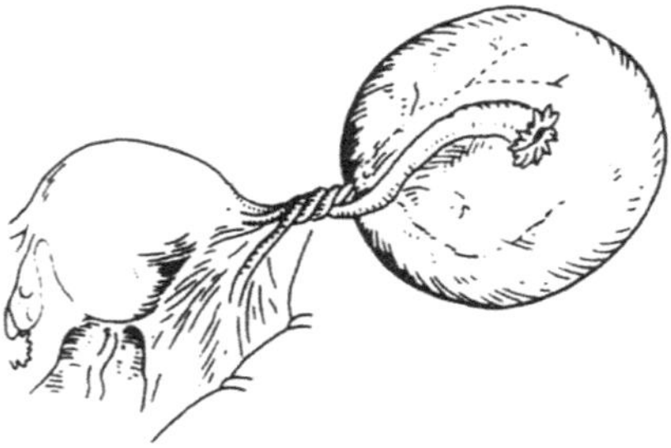

（2）卵巢囊肿破裂：多为囊壁缺血坏死或肿瘤侵蚀穿破囊壁引起自发性破裂。这种情况多见于恶性肿瘤；囊肿受挤压，如性交、分娩、妇科检查可以引起外伤性破裂，比较典型的例子是卵巢巧克力囊肿患者，在性生活时可能引发囊肿破裂。囊肿破裂后囊内液流入腹腔，刺激腹膜，可引起剧烈腹痛、恶心、呕吐、发热，甚至休克。腹部检查时有腹壁肌紧张、压痛、反跳痛等腹膜刺激体征。确诊后，应立即手术，切除囊肿，清洗腹腔。

（3）卵巢囊肿合并感染：这种情况比较少见，多继发于肿瘤蒂扭转或破裂等。患者主要症状有发热、腹痛、白细胞升高及不同程度腹膜炎。应积极控制感染，择期手术。

（4）恶变：卵巢囊肿的恶变概率不高，多发生于年龄较大尤其绝经后女性。临床怀疑有恶性变者，应及时处理。

46. 卵巢囊肿如何治疗

卵巢囊肿是卵巢囊性肿块的统称，临床上见到的卵巢囊肿大多数是良性肿块。但是，卵巢的组织结构十分复杂，卵巢囊肿变化莫测，所以一旦发现卵巢囊肿，首先必须认真鉴别囊肿性质（生理性？病理性？良性？恶性？），然后选择治疗方式。

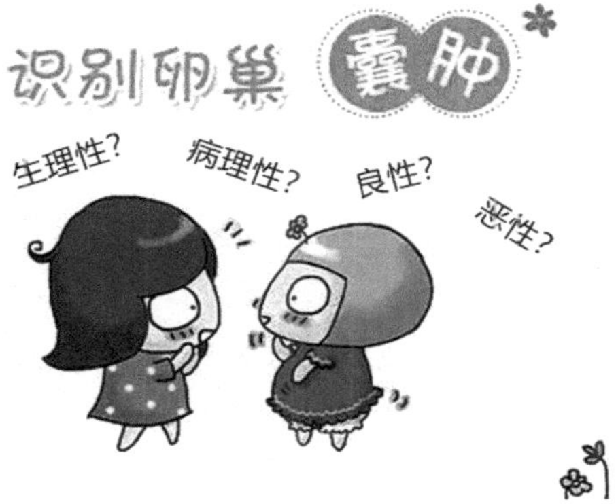

（1）良性囊肿，直径小于 5 cm，可以做定期随访。如果 2～3 个月内囊肿变小或消失，提示生理性囊肿（功能性）。随访复查 B 超时间最好选择在下一次月经完全结束后。生理性囊肿患者可以口服避孕药，加快囊肿缩小。

在长期的临床工作中我们积累了一些经验：单纯性卵巢囊肿，长径 5 cm 以下，患者同时伴随月经紊乱，则多为生理性囊肿。

（2）卵巢囊肿长径大于 5 cm，则多为赘生性，一般需要手术治疗。随着医学检测技术的不断进步，目前对于一些小于 5 cm 的囊肿，也能明确其性质。因此，一旦证实为肿瘤性质，小于 5 cm 的囊肿也应该及早手术治疗，原因是卵巢囊肿具有复杂性和可变性。

（3）恶性高危者或者怀疑恶变者应及早手术。

（4）发生卵巢囊肿并发症（扭转、破裂、感染），应行急诊手术。

47. 如何选择合适的手术方式治疗卵巢囊肿

手术技术

卵巢囊肿常用手术方法有两种，即剖腹手术和腹腔镜手术。

近年来，以腹腔镜为代表的微创外科技术快速发展，目前多数医院都以腹腔镜手术替代传统剖腹手术，作为卵巢囊肿的首选手术方式。腹腔镜手术的优点是创伤小、术后恢复快；缺点是手术时遭遇恶性病变可能仍要进行剖腹手术。

因此，选择腹腔镜手术的患者手术前要仔细鉴别卵巢囊肿的性质。

手术方式

卵巢囊肿可以采用以下几种手术方式。

（1）年轻患者可以选择卵巢囊肿切除术（囊肿剥除术），保留部分正常的卵巢组织。

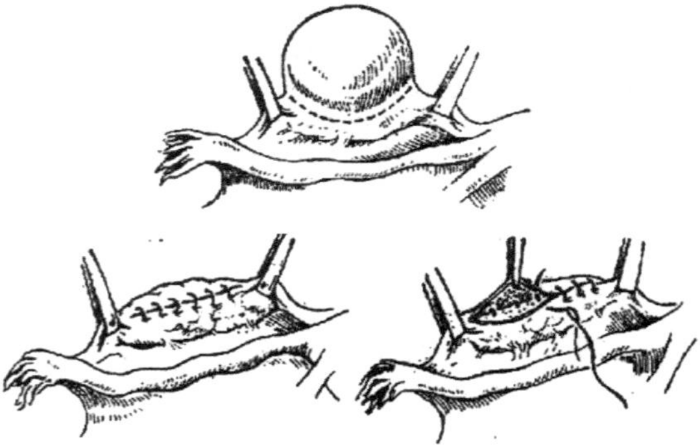

值得注意的是，目前随着人们对卵巢功能及其价值的认识，选择保留部分卵巢组织的手术方式越来越多。原来根据年龄决定手术方式的观念也在悄悄发生改变。传统上的年龄界限为 45 岁，即 45 岁以下患者可以选择该手术，但是，目前即便是 50 岁以上要求做保留卵巢手术的也不在少数。

（2）年龄较大的患者可以选择一侧附件切除（卵巢囊肿及输卵管切除）。

（3）合并生殖器官其他疾病，年龄较大（近绝经期）者可以选择单侧附件或双侧附件切除，甚至同时做子宫切除。

（4）有卵巢并发症的患者（蒂扭转、破裂、感染等）多数选择切除单侧附件。

其他技术

超声引导下做卵巢囊肿穿刺，抽吸囊液，囊液抽尽后，注入硬化药物（如95%酒精），保留10分钟后抽出酒精。这样就可以将分泌囊液的细胞全部凝固，不再产生囊液，使囊腔闭合。

优点：手术微创，治疗时间短（10～20分钟），不住院，随治随走。

缺点：缺乏病理诊断，无法详细了解盆腔情况，有误治风险，术后也容易复发。

48. 如何区分卵巢囊肿的性质

卵巢囊肿患者最担心的问题是肿瘤的性质：良性还是恶性。

临床上，卵巢恶性肿瘤的早期诊断十分困难，70% 左右的患者在就诊时已属晚期，经治疗 5 年生存率仅 30%，是最严重威胁妇女生命的恶性肿瘤。因此，人们对卵巢囊肿性质的重视程度远远超过子宫肌瘤等良性肿瘤。

临床上，医师鉴别卵巢囊肿的性质也有一定困难。医师主要依据患者的症状、体征、辅助检查 3 个方面对卵巢囊肿的性质进行鉴别。

以下几点经验供参考。

症状（患者自己诉说的情况）

（1）月经状况和月经史：年龄较大的女性中，大约 50% 的卵巢癌患者月经不正常，表现为阴道不规则出血。而年轻的育龄期女性，月经异常多为良性疾病所致。

临床还发现，卵巢功能不全者，月经初潮推迟，绝经期提前。痛经、独身、不孕的人群易患卵巢癌。

（2）腹痛：多数卵巢癌患者无腹痛，“静悄悄”而来，当然晚期患者除外（晚期已经无须鉴别了）。相反，伴有腹痛的卵巢囊肿多数为良性。临床常见的是附件脓肿、巧克力囊肿、囊肿扭转（发生扭转出现急腹症的患者，多数为良性）。

（3）消化道症状：临床上有一个非常奇怪的现象，卵巢癌患者早期最常见的症状往往是消化道症状（类似慢性胃炎、慢性胆囊炎），患者几乎都因腹胀不适、消化不良、胃纳不佳、饮食减少等症状，而怀疑自己患有“胃病”到医院就诊，做胃镜检查（检查结果往往为慢性萎缩性胃炎、胃窦胃炎、浅表性胃炎等），接受“胃炎”治疗，但是长期反复用药治疗往往无效。因此，50 岁以上中老年女性，当出现不明原因、不能解释的“胃病”时，要高度警惕“卵巢癌”的可能性，要做妇科检查和盆腔 B 超检查。

体征（医师做体检、妇科检查取得的证据）

（1）良性体征：卵巢囊肿长径 5～10 cm，单侧，边界清楚，囊性，活动，无触痛，盆底无结节。

（2）恶性体征：囊肿长径 10 cm 以上，双侧，边界不清楚，实质性，质地偏硬，表面高低不平，固定不动，触痛，盆底有结节。

注意：附件脓肿、巧克力囊肿的体检情况与恶性体征类似，当然有经验的医师还是可以鉴别出来。

辅助检查

（1）B 超检查：B 超是检查卵巢囊肿最简单、最有效的方法。

良性声像：单侧，囊性，暗区，少数分隔，边界清楚。

恶性声像：双侧，囊实性（混合性），边界不清，多分隔，伴腹水。

注意：巧克力囊肿和附件脓肿声像图容易混淆。实质性卵巢肿物约 70% 为恶性；囊性与实性混合，囊壁厚超过 2 cm，囊内有分隔表明恶性风险较高。

（2）CT 和 MRI：能帮助鉴别卵巢囊肿的性质，尤其对于附件脓肿、巧克力囊肿的鉴别很有价值。

（3）肿瘤标志物：CA125，CA199，AFP，CEA，HCG 等肿瘤标志物在鉴别卵巢囊肿的性质方面有一定的价值。

① CA125：对诊断卵巢上皮性肿瘤有重要参考价值，特别是浆液性囊腺癌。浆液性囊腺癌的检测阳性率在 80% 以上，晚期卵巢癌阳性率较早期更高。临床上 CA125 ≥ 35 IU/mL 为阳性标准，当数值≥ 200 IU/mL 时恶性风险更高。值得指出，CA125 并非特异性指标，升高的患者不一定就是恶性肿瘤，部分妇科疾病如急性盆腔炎、

子宫内膜异位症、卵巢囊肿、子宫肌瘤等，CA125 值也时有升高。

② AFP：即甲胎蛋白，对卵巢生殖细胞肿瘤有特异性价值，如恶性畸胎瘤、内胚窦瘤 AFP 均可升高。AFP 可以作为生殖细胞瘤治疗前后及随访的重要标志物。

③ HCG：原发性卵巢绒癌成分的生殖细胞瘤患者血中 HCG 异常升高，正常非妊娠妇女血清 β-HCG 值阴性或 $<$ 3.1 mIU/mL。

④ CEA：有些恶性卵巢肿瘤晚期，特别是黏液性囊腺癌 CEA 异常升高。但并非卵巢肿瘤的特异性抗原。

⑤ 性激素：卵巢颗粒细胞瘤、卵泡膜瘤可产生较高水平雌激素。

49. 妊娠期发现卵巢囊肿怎么办?

早孕检查中发现了卵巢囊肿怎么办？对母亲和胎儿有影响吗?

临床上，孕期合并卵巢囊肿常有见到。首先要鉴别囊肿的性质，是生理性还是病理性。

孕早期黄体囊肿是常见的生理性卵巢囊肿。妊娠期卵巢黄体的功能要持续 3 个月以上，部分患者可以形成黄体囊肿，尤其是借助辅助生殖技术获得妊娠的孕妇，由于孕前使用大量的卵泡刺激药物，较自然妊娠的孕妇，更加容易发生黄体囊肿。

黄体囊肿一般为单纯性囊肿，长径不超过 5 cm，囊壁菲薄，囊内液体清澈。随着孕程进展，黄体囊肿可以自行吸收、消退，一般持续时间不超过孕 16 周。

若经过鉴别，确诊为病理性卵巢囊肿，那么，对孕妇及胎儿都有很大的影响。妊娠早期容易引起流产；妊娠中期容易发生囊肿扭转或破裂，导致急腹症，不仅影响胎儿安全，而且威胁孕妇的生命安全；妊娠晚期容易引起产道的梗阻，造成难产。

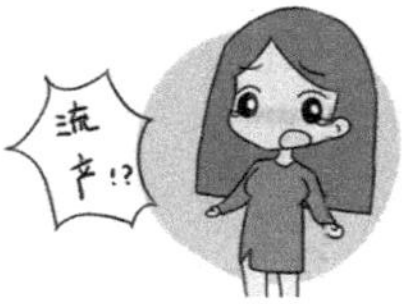

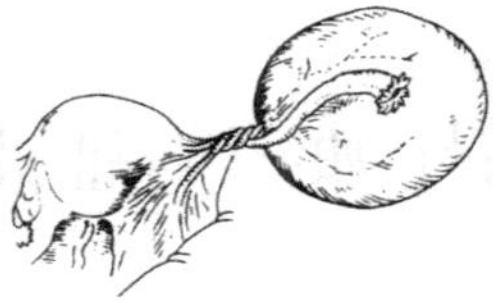
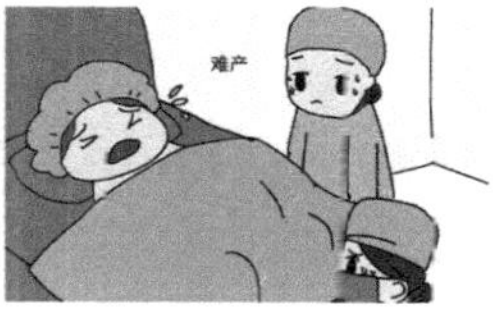

因此，妊娠合并卵巢囊肿，要加强监护。对于长径大于 5 cm 的囊肿，手术是最明智的选择，手术时间一般选择在妊娠 12～16 周。临床经验告诉我们，该时段手术既可以降低医源性流产风险，又可以减少增大的子宫对手术的干扰和影响。手术方式以腹腔镜为宜，不仅手术创伤小，对胎儿影响少；而且避免了腹部切口疤痕，也有利于日后分娩。

50. 卵巢恶性肿瘤的征兆

卵巢恶性肿瘤四大征兆

（1）消化道症状：腹胀、食欲差是很多疾病的信号，卵巢肿瘤早期，患者往往没有明显不舒服的感觉，只是稍感腹胀、消化不好。这时可要仔细查明真相，不能单单理解为“胃病”！

（2）月经少或闭经：更年期的初始阶段常表现为月经少或闭经，而卵巢癌早期表现也往往如此。

（3）性激素紊乱：卵巢癌病理类型复杂，有些肿瘤能够分泌雌激素，引起性早熟、月经失调或绝经后阴道流血。

（4）腹部肿物：多数患者在早晨醒来膀胱充盈时无意间摸到下腹部有肿物，应予以高度警惕，要到医院做妇科检查和B超检查，如果发现卵巢肿物，需要认真进行鉴定。

卵巢癌四类高危人群

（1）有乳腺癌、肠癌、子宫内膜癌或卵巢癌家族史的妇女。

（2）患有不孕症或未生育的妇女。

（3）使用过促排卵药物的妇女。

（4）月经初潮早于 12 岁，或绝经晚于 55 岁的妇女。

第6章

盆腔炎系列

51. 盆腔炎病原体的危害

盆腔炎是指女性上生殖道及其周围组织的一组感染性疾病，包括子宫内膜炎、输卵管炎、输卵管卵巢脓肿、盆腔腹膜炎等。炎症可局限于一个部位，也可同时累及几个部位，最常见的病理类型是输卵管炎。盆腔炎多数发生在性活跃期、有月经的妇女。按其发病过程、临床表现分为急性盆腔炎和慢性盆腔炎，慢性盆腔炎往往是急性期治疗不彻底迁延而来。盆腔炎如果未能得到及时正确的治疗，可导致盆腔粘连、输卵管积水、女性不孕、宫外孕等次生危害，严重影响女性身心健康。

盆腔炎是由病菌进入盆腔生殖器官引起，那么引起盆腔炎的病菌有哪几种呢？医学上将引起盆腔炎的病原体分为两类：外源性和内源性病原体。

常见的外源性病原体是性传播疾病（俗称性病）病原体，如淋病奈瑟菌、衣原体、支原体等。国外文献显示，盆腔炎中 50% 由淋病奈瑟菌引起。近年来，国内淋病奈瑟菌及衣原体引起的盆腔炎发病率呈升高趋势，应该引起重视。

内源性病原体的主要来源是阴道内寄生的菌群，常见的有金黄色葡萄球菌、溶血性链球菌、大肠杆菌、阴道加德纳菌、脆弱杆菌、消化球菌、消化链球菌等。寄生于阴道内的细菌正常情况下并不致病，但是在机体免疫力下降、阴道内环境平衡失调等情况下，就可以大量繁殖而致病，因此，这些寄生菌也被称为条件致病菌。

引起盆腔炎的病原体可以说是无处不在。外源性和内源性病原体可以独立存在，也可以同时存在，厌氧菌和需氧菌可以独立感染，也可以合并感染，临床上所见的盆腔炎多数为混合感染。

此外，还有一类特殊类型的盆腔炎，即结核性盆腔炎。结核性盆腔炎由结核杆菌引起，多发于20～40岁妇女，以输卵管结核最常见，占女性生殖器结核的85%～95%，近年来的发病率有升高趋势。大多数生殖器结核为继发感染，继发于肺结核、肠结核和腹膜结核。

52. 条条大路通盆腔——盆腔炎感染途径

盆腔炎病原体感染途径主要包括以下 4 种。

（1）生殖道逆行感染：病原体经外阴、阴道、宫颈、宫腔、输卵管，最后到达盆腔，引起各种病理类型的盆腔炎。生殖道逆行感染是盆腔炎最常见的感染途径之一。女性盆腔经生殖道与外界直接相通，这为病原体入侵提供了“可乘之机”。当然，在正常情况下，病原体难以进入盆腔，即便少数“漏网之鱼”进入，也会被强健的生殖道局部免疫系统杀灭、清除。除了我们熟知的阴道内环境平衡、宫颈黏液栓能够抑制和阻止病原体入侵以外；在女性生殖道各个局部还有一套免疫系统，如阴道局部免疫、宫颈免疫等。可以说，为了防止病原体入侵，女性生殖道构建了层层免疫系统，层层设卡，层层设防，层层阻击。严格来说，只有在机体免疫力下降、生殖道局部免疫系统受到破坏的情况下，病原体才有可能“乘虚而入”。

（2）淋巴管蔓延：盆腔淋巴系统是机体最丰富、最复杂的淋巴系统之一；从下而上，由外及里，每个器官，甚至每个局部都有自己独立的淋巴群、淋巴组、淋巴网，每

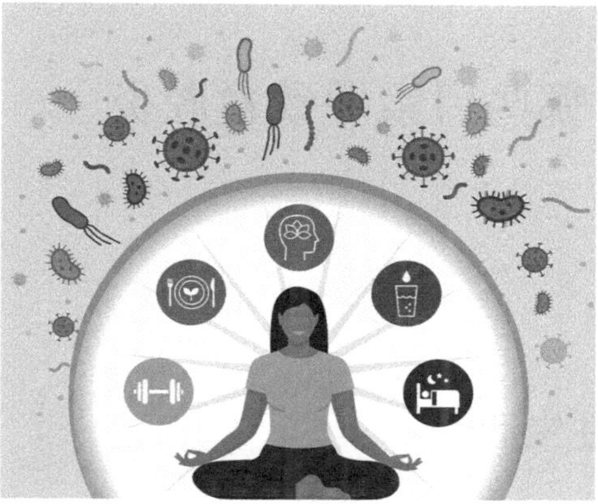

个群组、每个网络又都是环环相扣，相互交通；我们熟知的有腹股沟淋巴、髂内淋巴、髂外淋巴、髂总淋巴、闭孔淋巴等，这些淋巴网络不仅负责生殖器官，同时也负责直肠、膀胱、下肢、外阴。所以，即便是下肢一个小小的浅表皮肤的感染，病菌都有可能通过淋巴网络，到达盆腔。因此，外阴、阴道、宫颈、子宫等部位的创伤和感染，病原体可以经附近的淋巴管侵入盆腔，导致盆腔感染。流产或产褥期所致盆腔炎多数由此途径引发。

（3）血行播散：病原体可以经机体其他部位的感染进入血液循环系统，经血流转移到生殖器官。典型的例子就是肺结核引起的结核性盆腔炎；肺部感染灶内的结核杆菌，可以经血流感染生殖道。

（4）直接蔓延：腹腔内其他器官感染可以直接蔓延到生殖器官，常见的例子就是阑尾炎导致的盆腔炎。

53. 哪些因素导致盆腔炎

年龄和性生活

国外 15～25 岁为盆腔炎高发年龄，国内高发年龄为 30 岁左右。该年龄段女性性生活频繁、生殖卫生知识缺乏。此外，性经历年龄过早、多个性伴侣、性生活过频、性伴侣不稳定也是盆腔炎的高危因素。

性伴侣携菌

性伴侣携淋病奈瑟菌、沙眼衣原体或其他致病菌是妇女生殖道感染和复发的主要原因之一，多数盆腔炎妇女的性伴侣未接受治疗。

产褥期影响

分娩后产妇体质虚弱，宫颈口因有残血浊液流出，未及时关闭，容易发生生殖道逆行感染；产后过早性生活，也容易将病原体带入宫腔内，引起感染。

宫腔手术操作

人工流产、放置或取出宫内节育环、诊断性刮宫术、输卵管通液术、子宫输卵管造影术、宫腔镜检查、黏膜下子宫肌瘤摘除术等，由于手术创伤或医源性感染，可能使细菌逆行，引起盆腔炎。私自堕胎更加容易引发盆腔炎。

经期卫生保健

使用不洁的卫生巾和护垫、经期盆浴、经期性交等均可使病原体入侵而引起炎症。

邻近器官炎症

最常见的是阑尾炎，由于阑尾与女性内生殖器官毗邻，病原件可以通过直接蔓延到达盆腔，引起盆腔炎。

盆腔炎再次发作

盆腔炎患者因盆腔粘连、输卵管损伤、生殖道局部抵抗力低下，容易发生再次感染。既往有盆腔炎史者再发盆腔炎的风险升高 20 倍。

54. 多种病理类型的盆腔炎

盆腔炎的病理类型看似很简单，按照各个器官命名。但实际上各种病理类型变化多端，很少独立存在，多数患者都是多种病理类型合并存在。

（1）子宫内膜炎、子宫肌炎：子宫内膜炎急性期，子宫内膜充血、水肿、炎症细胞浸润，重症者还可出现化脓。临床表现为发热、下腹痛、白带增多，有时为血性或有恶臭。子宫因为充血水肿而增大，而且有触痛。急性子宫内膜炎可进一步发展为子宫肌炎、输卵管炎及盆腔炎，使病情加重。

（2）输卵管炎、输卵管积脓、输卵管卵巢炎、输卵管卵巢脓肿：输卵管炎的病原菌多来自下生殖道，常发生于流产后、产褥期、月经期及宫腔手术后。输卵管炎症很容易波及卵巢，进一步发展可致盆腔腹膜炎。输卵管炎长期不愈，可以引起输卵管粘连，输卵管伞端堵塞，导致输卵管阻塞，输卵管积水，继发不孕。当输卵管炎症导致管腔不完全阻塞时，宫外孕风险增加。

（3）盆腔腹膜炎：盆腔腹膜充血，大量浆液性渗出液含纤维蛋白。变为慢性后，子宫、附件及肠管广泛粘连。当大量的脓液和渗出液积聚在粘连间隙，可以形成散在的小脓肿；大量的脓液在子宫直肠凹积聚时可以形成盆腔脓肿，脓肿前方为子宫，后部是直肠，侧边是卵巢输卵管及盆壁腹膜，上方为大网膜及肠管。这种粘连具有一定的自体防护作用，能够将炎症局限在盆腔，避免向全腹弥散。

（4）盆腔结缔组织炎：内生殖器感染或阴道宫颈有创伤时，病原体经淋巴管途径侵入盆腔结缔组织，引起局部组织充血水肿、炎性反应。宫旁结缔组织炎开始的时候可见局部组织增厚，继而呈扇形向盆壁展开，波及整个盆腔。慢性盆腔结缔组织炎可以造成组织纤维化、呈现疤痕样改变，此时整个盆腔被粘连、疤痕所“固定”，也被称为“冰冻盆腔”。

55. 盆腔炎的临床表现和次生危害

临床表现

盆腔炎患者的临床表现多种多样。根据致病菌不同、感染程度不同、病理类型不同、病程时间不同，甚至年龄不同，患者可以表现出不同的临床症状。但是，从炎症的病理机制分析，大部分盆腔炎患者共有的临床表现如下。

（1）全身感染中毒症状（细菌毒素）。患者表现为发热，严重者出现高热、寒战（毒血症症状）。

（2）局部感染炎性反应。“红、肿、热、痛”是组织炎性反应的局部特征。因为感染，组织充血，颜色发红；因为充血，局部组织发生水肿；因为充血，局部组织必然发烫，发热；然而，这些炎性病理特征需要通过肉眼观察和双手接触才能够获得，因为生殖器官藏在盆腔深处，又隔着腹壁，所以都无法观察到。只有“痛”的特征，可以通过患者主诉和妇科检查获得；因此，盆腔炎患者的主要症状就是“下腹痛”。

（3）白带增多，多数为脓性，这是生殖道感染的共性特点。

综上所述，急性盆腔炎的代表症状包括发热、下腹痛、白带异常和白细胞升高。而慢性盆腔炎患者往往无明显发热症状，白细胞也不升高，白带多数无异常；所以，慢性盆腔炎患者的主要症状是“下腹痛”。

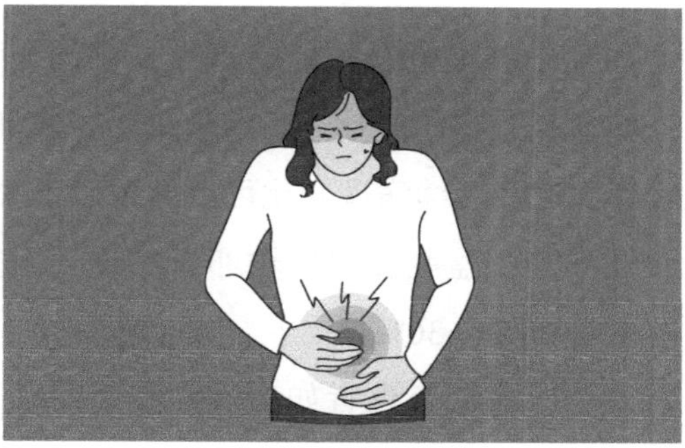

当然，盆腔炎并发急性腹膜炎时，患者可以表现出恶心、呕吐、腹胀等消化道症状；发生盆腔脓肿时，患者可以出现里急后重等直肠刺激症状。慢性盆腔炎患者可以影响卵巢功能，表现为月经紊乱；由于盆腔淤血，患者表现为腰酸背痛、下腹坠胀、易疲劳，而且症状常常在劳累、性交、月经前后加剧；由于病程较长，部分患者可有神经衰弱症状。

作为特殊类型，结核性盆腔炎的临床表现往往不典型，部分患者无明显症状。由于子宫内膜被破坏，患者月经稀少甚至闭经；由于盆腔炎症和粘连，可有不同程度的下腹坠痛；全身症状与其他结核病相似，如发热、盗汗、乏力、食欲不振、消耗性体重减轻等；由于输卵管黏膜破坏与粘连，常使管腔阻塞；多数患者不孕。

次生危害

盆腔炎如果未获得及时有效的治疗，可能会引发后续病理变化，如盆腔器官广泛粘连、疤痕增生，输卵管阻塞、输卵管积水等。这些后续病理变化可以导致以下次生危害。

（1）女性不孕：盆腔炎造成输卵管粘连、阻塞，引发不孕症，发生率 20%～30%。

（2）宫外孕：盆腔炎患者如出现盆腔组织粘连，会影响输卵管，尤其是导致输卵管“通而不畅”状态，使得受精卵不能到达宫腔，在输卵管种植，导致宫外孕。输卵管炎是宫外孕的主要发病因素。

（3）慢性盆腔痛：盆腔粘连、瘢痕形成、局部组织充血、淤血，导致患者长期腰酸背痛、下腹坠胀等，临床称之为慢性盆腔痛。

（4）盆腔炎反复发作：盆腔炎患者由于局部组织病理改变，影响局部免疫力，容易再次发生感染。

56. 盆腔炎如何治疗和预防

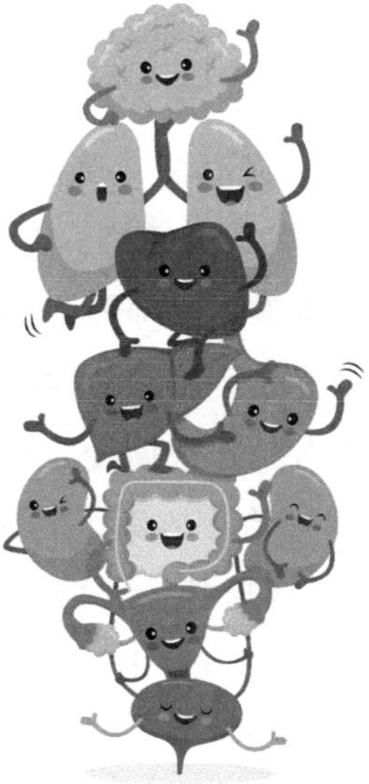

治疗原则

盆腔炎的确诊比较困难，而延误诊断可能造成后遗症，导致次生危害。因此，对于高危人群和有高危因素的患者，采用最低诊断标准可以避免漏诊。及时和彻底治疗是治愈盆腔炎的基础。抗生素的选择要根据经验，首选广谱联合方案，然后根据实验室检查结果及时制定个体化方案，对脓肿形成或药物治疗效果不佳者可以选择手术治疗。盆腔炎的治疗要遵循以下几条原则。

（1）抗生素治疗为主，中药治疗为辅，必要时做手术治疗。

（2）及时治疗，抗生素的使用要根据医嘱确定，并及时制定个体化方案，治疗要彻底。首选广谱抗生素，联合用药；抗菌谱涵盖厌氧、需氧菌，革兰氏阳性、阴性菌。这是因为：①盆腔炎多数为混合感染。②建立个体化方案，尤其合理选择敏感的抗生素，医师需要等待实验室检查结果，了解病原体及药敏情况，然而化验结果往往需要等待数天时间。因此，医师需要先根据经验选择抗生素，然后等待化验结果，及时调整治疗方案，否则可能延误诊疗。③ 48 小时内用药可以减轻后遗症，减少盆腔炎的次生危害。④抗生素用药疗程为 14 天，切忌“见好就收”，抗生素使用时间不足可能影响治疗的彻底性，造成慢性盆腔炎。

（3）中药为辅：使用活血化瘀、清热解毒类中药，口服或结合灌肠。

（4）手术治疗：发生以下情况者，应该选择手术治疗。①输卵管卵巢脓肿、盆腔脓肿，抗生素治疗 48～72 小时无效，体温持续不降、重度中毒症状加剧。②经药物治疗，脓肿持续存在。③脓肿破裂引起急性化脓性腹膜炎。手术方式可以选择腹腔镜或剖腹手术；手术原则是切除病灶、清理脓液；对于年轻患者尽量保留卵巢功能，年纪较大患者视情况，做附件切除和/或子宫切除术。

（5）常用抗生素：①青霉素（氨苄西林、舒巴坦）：对革兰氏阳性球菌敏感；②头孢菌素类（头孢西丁钠、头孢噻肟钠、头孢唑肟钠、头孢呋辛钠）：第二代、第三代头孢菌素为广谱抗生素，对革兰氏阳性球菌、革兰氏阴性杆菌均敏感；③氨基糖甙类（庆大霉素、链霉素）：对革兰氏阴性杆菌敏感；④大环内酯类（红霉素、阿奇霉素、克拉霉素）：对革兰氏阳性球菌、支原体、衣原体敏感；⑤喹诺酮类（氧氟沙星、诺氟沙星、环丙沙星）：对革兰氏阳性、阴性菌均敏感；⑥四环素类（四环素、多西环素）：对支原体、衣原体敏感；⑦硝咪唑类（甲硝唑）：对厌氧菌敏感；⑧其他（克林霉素、林可霉素）：对厌氧菌敏感。

预防措施

（1）注意性生活卫生。

（2）做好经期、孕期、产褥期保健。

（3）及时治疗下生殖道感染、阴道炎、宫颈炎。

（4）减少和避免宫腔操作，减少医源性感染。

（5）及时治疗盆腔炎。

参考文献

[1] 陈静红，尹如铁. 2023 年欧洲肿瘤内科学会《新诊断和复发性上皮性卵巢癌的诊断、治疗和随访临床实践指南》解读［J］. 实用妇产科杂志，2024，40（2）：116–121.

[2] 中国三级妇产科医院 / 妇幼保健院联盟妇科肿瘤遗传咨询协作组，中国抗癌协会中西整合子宫内膜癌专业委员会. 妇科肿瘤遗传咨询专家共识（2023 年版）［J］. 中国癌症杂志，2023，33（11）：1041–1064.

[3] 张屹立，许泓. 2022 年《欧洲人类生殖与胚胎学学会指南：子宫内膜异位症》解读［J］. 上海医学，2023，46（11）：711–719.

[4] 陈晓军. ESMO 子宫内膜癌诊断、治疗和随访临床指南解读［J］. 实用妇产科杂志，2023，39（3）：182–187.

[5] 中国优生科学协会阴道镜和子宫颈病理学分会，中华医学会妇科肿瘤学分会，中国抗癌协会妇科肿瘤专业委员会，等. 中国子宫颈癌筛查指南（一）［J］. 现代妇产科进展，2023，32（7）：481–487.

[6] 中国抗癌协会妇科肿瘤专业委员会. 卵巢癌腹腔镜技术

诊治指南（2023 年版）[J]. 中国实用妇科与产科杂志，2023，39（2）：166–174.
[7] 汪雯雯，王世宣. 子宫肌瘤诊治相关指南解读 [J]. 实用妇产科杂志，2022，38（2）：101–103.
[8] 任常，冯力民，段华，等. 2021 国际妇科内镜学会宫腔镜子宫肌瘤切除术指南解读 [J]. 中华妇产科杂志，2022，57（11）：880–885.